TRAITEMENT RATIONNEL

DE

LA PHTISIE

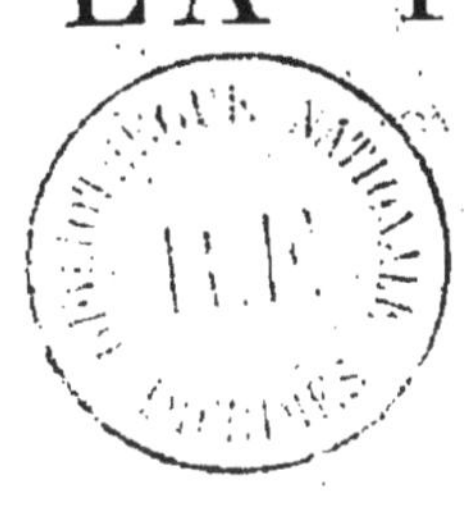

1158-98. — CORBEIL. Imprimerie Éd. Crété.

TRAITEMENT RATIONNEL

DE

LA PHTISIE

PAR

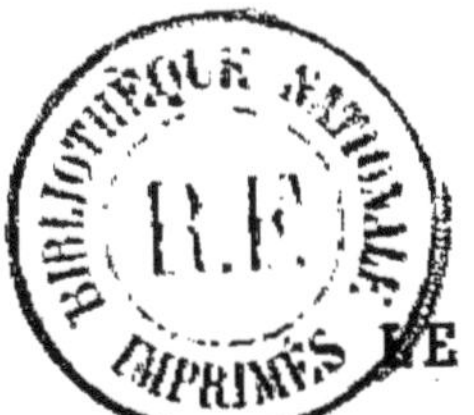

LE Dr CH. SABOURIN

Ancien interne des hôpitaux de Paris, Lauréat de l'Académie des sciences
et de la Faculté de Paris,
Directeur de la Station Climatérique de Vernet-les-Bains (Pyr.-Or.).

PARIS

G. MASSON, ÉDITEUR

LIBRAIRE DE L'ACADÉMIE DE MÉDECINE

120, Boulevard Saint-Germain

1896

AVERTISSEMENT DE L'AUTEUR

A côté des nombreux et remarquables ouvrages médicaux que nous possédons sur la phtisie pulmonaire et son traitement, nous avons pensé qu'il y avait place pour une publication s'adressant plus spécialement au public extra-médical.

De là la forme et l'esprit de ce livre.

Il pourrait avoir pour sous-titre : *Comment on devient phtisique, ce qu'il faut faire pour se guérir et pour ne pas donner sa maladie aux autres.*

De ce fait qu'on n'y trouve guère de noms d'auteurs et pas du tout de bibliographie, il ne faut pas conclure que nous avons inventé tout ce qui y est contenu. Pas le moins du monde. C'est simplement que,

d'une part, nous n'avons pas la prétention
de rien apprendre aux médecins, et que,
d'autre part, le public extra-médical s'occupe fort peu de l'origine des choses scien-
tifiques de la médecine, pourvu qu'il y
trouve son profit.

Nous serions trop satisfait si, en dépit de
ce défaut, signalé par nous-même, de notre
livre, les médecins trouvaient à y glaner
quelque chose, au milieu des notions que
nous a suggérées une pratique déjà longue
des tuberculeux.

Dr C. Sabourin.

PREMIÈRE PARTIE

CURABILITÉ DE LA PHTISIE

CHAPITRE PREMIER

TUBERCULOSE ET PHTISIE.

Au point de vue scientifique l'acception du mot *phtisie pulmonaire* est susceptible d'être étendue, puisqu'on peut décrire des phtisies pulmonaires cancéreuses, syphilitiques, sans compter les autres dont le cadre est en train de s'élargir de jour en jour, à mesure qu'on distingue au moins anatomiquement des lésions pulmonaires ulcéreuses non causées par le tubercule vrai. Mais, au point de vue pratique, il n'en est pas moins établi que la phtisie pulmonaire, c'est la tuberculose vraie du poumon, causée par le microbe connu sous le nom de *bacille de Koch*, depuis que ce savant l'a découvert en 1883.

Pour le médecin, ces deux termes *tuberculose pulmonaire* et *phtisie pulmonaire* ont valeur indistincte, la tuberculose étant la cause de la phtisie. Pour les gens du monde il existe encore à l'heure actuelle une nuance entre ces deux expressions. Le *phtisique* ou le *poi-*

trinaire est le malade dont la tuberculose éclate aux yeux les plus profanes, tandis que le *tuberculeux* est le malade qui n'est encore phtisique que pour le médecin. Et comme le monde est accoutumé de croire à l'existence de la phtisie seulement lorsque la maladie est visible pour tous, il en résulte qu'il ne croit pas toujours à la gravité du cas quand un médecin affirme la maladie de poitrine chez un malade qui n'est encore phtisique que pour lui, médecin, c'est-à-dire qui n'est encore qu'un simple tuberculeux.

Comme c'est de toutes ces nuances que résulte la difficulté de faire soigner de bonne heure les phtisiques, il est donc de toute importance de bien préciser et de répandre cette saine notion que tuberculose et phtisie sont une seule et même maladie et que celle-ci n'est qu'un degré plus avancé de celle-là.

Aujourd'hui le médecin parle surtout de tuberculose, aussi n'est-il pas toujours compris d'emblée par son malade et par l'entourage de celui-ci. Et alors, le mot tuberculose n'éveillant souvent qu'une idée scientifique dans l'esprit des profanes, il peut en résulter une quiétude, une sécurité fâcheuses pour le malade qui s'imagine volontiers que ce sont là deux choses différentes, la tuberculose maladie insignifiante, la phtisie maladie fatalement mortelle, ce qui peut amener des résultats désastreux.

La phtisie pulmonaire n'a plus aujourd'hui le caractère mystérieux de consomption sans cause immédiate évidente qu'elle avait autrefois. C'est une affection nettement classée dans ses origines, sa nature et ses effets. C'est une maladie parasitaire et son parasite est un microbe, le bacille de Koch, comme nous l'avons dit plus haut.

Ce bacille, implanté dans le poumon, y pullule, y produit des lésions dites tuberculeuses, à l'évolution desquelles contribuent bientôt une foule d'autres parasites, ceux de la suppuration en particulier. Pendant un temps variable, la lésion reste locale, le malade conservant un bon état général, paraissant avoir un simple rhume, un rhume négligé, suivant l'expression consacrée. C'est encore un tuberculeux. Puis les lésions s'étendent, se ramollissent, le poumon se creuse, l'état général devient mauvais, l'expectoration très abondante, la fièvre s'établit régulière, et le patient devient un phtisique pour tout le monde.

Tantôt c'est une maladie aiguë que la phtisie, débutant avec fièvre, prenant l'individu à l'instar d'une fièvre typhoïde, d'une fluxion de poitrine; tantôt et le plus souvent c'est une maladie chronique se manifestant sous les dehors d'un simple rhume. Dans le premier cas, il n'y a point crainte de la voir négliger, car on appelle généralement le médecin près d'un malade fébrile.

Mais la tuberculose chronique a le triste privilège de se montrer la plupart du temps sous les apparences d'un rhume le plus vulgaire aux yeux des gens du monde. C'est la maladie insidieuse par excellence, car en général, nouveau privilège non moins funeste, elle ne fait point souffrir.

De là cette idée courante que le malade est devenu poitrinaire par suite d'un rhume négligé. Ce n'est pas un rhume qu'on a négligé, c'est le début de la tuberculose chronique.

A signaler encore à cette place cette vieille croyance que cracher dans le feu vous rend poitrinaire. Cette interprétation retardante de l'évolution de la maladie est bien curieuse. Le malheureux patient qui commençait sa tuberculose à la fin de l'été ou à l'automne, se tenait pendant l'hiver au coin du feu, et ne trouvait rien de plus simple que de cracher dans les cendres. Et quand, au printemps, ce tuberculeux était devenu un poitrinaire, on interprétait sa maladie de poitrine de la façon qui précède.

Ce rhume, qu'on appelle bientôt un rhume

négligé, c'est donc le début de la tuberculose. Alors la triste odyssée commence.

Le malade tousse plus ou moins, crache peu ou prou, mais ne se tourmente nullement, son entourage non plus. Il a un rhume, voilà tout, et ça se passera. Ce tuberculeux au début n'est guère inquiétant en effet; il va, vient, travaille, mange, boit et dort comme tout le monde. Mais peu à peu la fatigue arrive, avec un peu de maigreur, l'appétit s'en va et, voyant que cela ne se passe pas, on va chez le médecin.

Aujourd'hui les choses se sont quelque peu modifiées, depuis que l'on sait que souvent la tuberculose guérit. Mais il y a quelques années le drame se continuait presque invariablement, et se continue, hélas! trop souvent encore, de la façon suivante. Le tuberculeux arrivait chez le médecin, accompagné d'un de ses proches. L'homme de l'art diagnostiquait ou non la maladie, suivant le degré des lésions. Mais il gardait soigneusement son diagnostic pour lui, ou ses doutes s'il en avait. Pourquoi cela? Simplement parce qu'il était imbu de ce terrible préjugé que la tuberculose était incurable et qu'il était moralement forcé de cacher à son client la nature de sa maladie. Quelquefois il en causait avec la famille, mais, par suite du même principe, il était bien entendu que le secret serait gardé vis-à-vis du malade. Puis il faisait son ordonnance et renvoyait la victime avec cette parole de consolation, que ce n'était qu'un rhume, un peu de bronchite, et que cela se passerait. Parfois, si c'était l'hiver, le client riche était expédié au pays du soleil. Envoyé dans le Midi ou demeuré chez lui, neuf fois sur dix cela ne se passait pas. Les semaines se passaient, les mois aussi, suivant les formes de la maladie, suivant la résistance organique des patients, suivant les conditions hygiéniques plus ou moins favorables dans lesquelles ils se trouvaient. Et ce tuberculeux devenait enfin un poitrinaire, un phtisique évident pour son entourage. Alors on prenait une grande décision, la famille faisait un grand sacrifice, le malheureux patient mangeait ses dernières économies pour aller mourir quelques semaines plus tard dans un climat plus doux, illusion ultime des poitrinaires.

Grande décision, mais bien inutile, car il n'y avait plus rien à faire. On ne rend pas à un phtisique les poumons qu'il a crachés; on ne peut pas changer pour des neufs ses poumons partout infiltrés de tubercules.

Aujourd'hui, disions-nous plus haut, les choses ont quelque peu changé. Nombre de médecins, convaincus qu'on guérit la phtisie, luttent contre le préjugé des familles et obtiennent que leur client soit mis au courant de sa maladie. C'est en effet le seul moyen à peu près de le forcer à se soigner sérieusement et quand il est temps de le faire. Mais que de fois les parents s'y opposent absolument! que de fois nous avons reçu des malades avec une lettre de la famille nous suppliant de cacher la nature de la maladie! Le terrible préjugé est évidemment difficile à déraciner. Quelquefois, il faut le dire aussi, le médecin fait la même demande, ce qui ne s'explique guère à l'heure actuelle. C'est un devoir absolu de prévenir son client qu'il est tuberculeux, pour peu qu'il ait des chances de guérison. Car laissé dans l'ignorance, il mourra huit fois sur dix, tandis qu'averti de la gravité de son état, et averti à temps, il guérira huit fois sur dix, s'il a une résistance organique suffisante, et si son état de fortune lui permet de tout quitter pour se soigner. Et les familles dans l'aisance seraient bien coupables qui, par une sentimentalité d'antan, feraient perdre à leur malade la seule chance qu'il a de se guérir. Car plus tard il faudra bien lui avouer qu'il est poitrinaire, et d'ailleurs il l'apprendra de lui-même, quand il sera trop tard. Et tout le temps que ce malheureux aura traîné sa maladie, et partout où il l'aura traînée, il aura répandu autour de lui les germes de la phtisie. Non seulement son ignorance, son inconscience de la maladie qu'il porte l'auront tué la plupart du temps, mais encore ce n'est pas tout. Il aura, avant de mourir, distribué bénévolement sa peste à ses parents, pour ne parler que de ceux-là.

CHAPITRE II

COMMENT ON DEVIENT PHTISIQUE.

Il semble bien démontré aujourd'hui que la tuberculose se sème comme les plantes, par une graine. Et cette graine c'est le bacille de Koch. Les évaluations faites au microscope pour se faire une idée de la puissance avec laquelle ces bacilles pullulent dans le poumon malade dépassent presque la vraisemblance. C'est par quantités incommensurables que ces microorganismes sont contenus dans le moindre crachat d'un tuberculeux. Et malheureusement ces bacilles, sans cesse expectorés par milliards, offrent à la destruction une résistance désespérante. Il faut, pour les anéantir immédiatement, des agents chimiques très énergiques, de l'action desquels nos tissus ne s'accommoderaient guère; il faut pour les tuer une immersion de plusieurs minutes dans l'eau bouillante.

D'après cela on voit le danger inhérent aux crachats tuberculeux, car, une fois desséchés et réduits en poussière les bacilles qu'ils contiennent se disséminent partout, dans l'atmosphère, sur tous les objets du voisinage, où l'on peut dire qu'ils vivent indéfiniment.

Comme le nombre des phtisiques est immense, et que jamais, dans la vie ordinaire, aucune précaution n'est prise pour la destruction des crachats, il en résulte que, dans les villes surtout, nous vivons tous dans une atmosphère plus ou moins chargée de bacilles de Koch.

Heureusement encore est-il à peu près démontré que, pour le phtisique ordinaire, l'expectoration est pour ainsi dire le seul procédé d'élimination des bacilles. Ni la respiration elle-même, ou mieux l'air expiré, ni la sueur, ni les urines ne contiennent de bacilles. Les matières intestinales en contiennent souvent, il est vrai, que le malade a déglutis, mais c'est là un faible danger relativement, car, d'une part, les matières fécales sont moins bénévolement répandues au dehors, et, d'autre part, il paraît établi que les fosses d'aisances sont assez puissantes dans leurs fermentations pour amener la destruction des bacilles.

Mais le danger des expectorations est déjà plus que suffisant pour donner la chair de poule.

Dans ces conditions, puisque le bacille de

Koch est partout autour de nous, comment se fait-il donc que tout le monde ne devienne pas tuberculeux? C'est que, comme presque tous les parasites, le bacille de Koch a besoin, pour s'implanter et végéter sur un organisme humain, que cet organisme soit, comme on dit en pathologie générale, en état de réceptivité morbide. Pour faire de la tuberculose il faut, il est vrai, le microbe, mais il faut au moins autant la préparation de l'individu. Il faut à cette graine un terrain préparé d'avance.

Les gens robustes passent indemnes à travers ce milieu contagieux dont nous avons parlé; ils absorbent les agents de cette contagion, mais ils sont, suivant l'expression commune, taillés pour répondre aux attaques bacillaires. C'est qu'en effet nos tissus, quand nous sommes en belle santé, en parfait équilibre organique, portent en eux des moyens de défense naturelle contre les invasions microbiennes nocives. Il paraît démontré que certaines de nos cellules constituantes, cellules ambulantes, migratrices, forment comme une armée de gardiens vigilants qui, sur un ordre transmis par le système nerveux, se transportent en masses suffisantes vers le point de l'organisme assailli par les microbes pathogènes et en peu de temps absorbent ces assaillants dont il n'est plus bientôt question.

C'est ce qu'on appelle les phagocytes, dont la lutte victorieuse contre les parasites constitue le processus de la phagocytose.

Mais pour que cette lutte pour l'existence soit efficace, il faut que l'organisme humain soit capable d'entretenir cette armée de défenseurs vigoureux ; il faut qu'il soit en équilibre parfait de nutrition, il faut que son budget d'assimilation et de désassimilation soit solidement établi.

Mais que, pour une cause ou pour une autre, notre organisme faiblisse, que notre équilibre soit rompu, que nous tombions en un mot en déchéance organique, aussitôt nos moyens naturels de défense nous font défaut, et nous devenons une proie facile pour les ennemis extérieurs.

Le même individu qui antérieurement robuste vivait impunément dans un foyer de contagion, a toutes les chances de devenir tuberculeux s'il déchoit un beau jour pour un motif quelconque.

La preuve en est qu'une foule de gens en pleine santé véhiculent dans leurs fosses nasales, dans leur gorge des masses de microbes très pathogènes, celui de la tuberculose comme celui de la pneumonie, et que, parmi ces individus, il n'y a que quelques élus pour servir de culture à ces parasites. Les bacilles sont toujours là qui guettent leur porte d'entrée et le moment propice pour s'implanter efficacement.

Les causes de ces déchéances générales ou locales qui font de l'homme une proie facile pour le bacille de Koch, sont nombreuses. La tuberculose est l'agent le plus puissant de la sélection pathologique. C'est un carrefour fatal où les voies ne manquent pas pour arriver.

Il y a d'abord l'état d'infériorité native qui fait les chétifs d'origine, les malingres, les atrophiés, tous individus voués pour ainsi dire à la tuberculose. Il en est parmi eux évidemment qui, élevés dans des conditions d'hygiène bien entendue, peuvent résister. Mais combien disparaissent dès le premier âge ou dans l'adolescence!

Pour l'individu qui en principe devait vivre, il y a toutes les causes d'affaiblissement général, toutes les maladies aiguës ou chroniques depuis longtemps reconnues comme maladies plus ou moins prédisposantes de la tuberculose. Tous les excès, toutes les usures physiques ou morales, tous les surmenages, tout ce qui est capable de rompre l'équilibre organique d'une façon soutenue, tout cela nous met en état d'infériorité et diminue nos moyens de défense naturelle contre la tuberculose. Les habitations mal aérées, l'encombrement, l'alimentation insuffisante, les veilles, etc., sont des facteurs puissants de la phtisie.

Et l'excès et le surmenage étant affaire toute relative suivant l'individu, il ne faudrait pas contredire ces affirmations en arguant que tel ou tel n'est jamais devenu tuberculeux, qui cependant toute sa vie s'est surmené, a fait des excès, et comme on dit dans le monde, a fait une noce perpétuelle. Il en est évidemment quelques-uns de ce genre, mais que d'autres dans le même cas qui sont emportés par des épidémies quelconques ! Et c'est tout un. Car la tuberculose n'est pas la seule maladie de sélection. Combien aussi de ces hommes robustes adonnés à l'alcool et à ses dérivés, qui commencent leur déchéance organique par une lésion d'origine alcoolique, sur laquelle vient se greffer la tuberculose pour leur donner le coup de grâce !

Que de malheureux venus à l'hôpital pour une affection chronique non tuberculeuse, qui y séjournent, et à l'autopsie desquels on trouve une tuberculose toute neuve des sommets pulmonaires ! Tuberculose prise à l'hôpital dans une salle plus ou moins infectée de bacilles.

La tuberculose est la grande porte de sortie pour l'alcoolique.

La plupart des maladies aiguës, par la déchéance qu'elles produisent, nous prédisposent aussi à la tuberculose, mais les plus puissantes dans cette prédisposition sont les affections qui frappent l'appareil pulmonaire au milieu de tout leur cortège de symptômes. De là la réputation non surfaite des inflammations de la plèvre et des poumons, de la rougeole, de la fièvre typhoïde, de la grippe surtout. Depuis que l'influenza, ancienne maladie épidémique à apparitions éloignées, s'est implantée presque à l'état permanent, on trouve cette affection au début d'une foule de tuberculoses.

De même pour la pleurésie, soit sèche, soit avec épanchement. On entend bien souvent les malades raconter que la cause de leur maladie est une pleurésie, ou bien qu'ils ont été traités antérieurement pour de la pleurésie sèche de l'un des sommets. Mais ici il faut distinguer.

Il existe des inflammations de la plèvre de causes variées, même si l'on n'admet plus les pleurésies simples *a frigore* d'autrefois. Et il est probable que toute lésion de la plèvre, quelle que soit sa cause, peut être une raison prédisposante de la tuberculose. Mais il paraît démontré à l'heure actuelle que les trois quarts des pleurésies sèches ou avec épanchement, lorsqu'il n'y a pas une origine palpable dans le voisinage, sont de nature tuberculeuse. C'est donc à peu près sûrement une façon d'être frappé par le bacille de Koch, que de faire une inflammation pleurale sans cause évidente. Ces pleurésies sans étiquette sont la plupart du temps, comme on l'a si bien dit, fonction de tuberculose. Et les probabilités sont encore plus grandes si elles siègent au sommet des poumons; c'est presque une certitude.

Aussi quand les malades accusent une pleurésie quelque temps avant l'éclosion de la tuberculose franche, cela veut dire simplement qu'ils n'en sont pas à leur première attaque de bacillose. La vérité, qu'on ne saurait trop répéter, c'est que la plupart du temps ces petites attaques prémonitoires, ces avertissements de la phtisie, guérissent parfaitement tout seuls ou avec le traitement suivi. Il n'y a pas eu d'étiquette mise sur la maladie, et le patient, dès qu'il s'est senti mieux, a repris la vie ordinaire sans se douter qu'il venait de faire connaissance avec la tuberculose.

Tout ce que nous venons de dire de la pleurésie, surtout de celle des sommets, est à répéter pour les petits incidents si fréquents qu'on appelle des congestions pulmonaires des sommets également. Ce sont encore là des attaques bacillaires, des avertissements de la phtisie. Si par bonheur ces petites bronchites des régions supérieures s'accompagnent de crachement de sang, l'avertissement n'est pas perdu. Dans le cas contraire ces congestions guérissent sans étiquette, et trop souvent, après un temps variable, la tuberculose franche s'installe avec plus ou moins de fracas.

La phtisie pulmonaire, nous ne parlons que de celle-là, s'implante vraisemblablement par l'introduction du bacille à travers les voies respiratoires. Il est bien probable que maintes fois des bacilles circulent dans les poumons d'un individu sain, sans trouver à s'implanter efficacement. Mais si le terrain est préparé, cette graine prend racine.

Il est inutile, croyons-nous, de se demander s'il faut une lésion vraie, une solution de continuité dans le tissu pulmonaire pour servir de porte d'entrée au microbe. Car neuf fois sur dix la tuberculose débute par les sommets, et neuf fois sur dix également, les lésions de bronchite ordinaire, qu'on pourrait invoquer comme cause accidentelle de localisation bacillaire, siègent dans les régions inférieures et moyennes. C'est pourquoi il est convenu que les sommets des poumons, à respiration moins active, à circulation peut-être moins énergique, constituent un lieu de moindre résistance. Quoi qu'il en soit, et le fait est de la plus haute importance, presque toujours la tuberculose frappe le sommet des poumons.

Il ne faudrait pas croire qu'avant la découverte de Koch on fût dans l'ignorance de ce qui précède. On savait fort bien que la phtisie était une maladie de déchéance, de consomption, et que nombre de causes, misère physiologique et diverses affections y conduisaient. Depuis cette découverte rien n'est changé, mais nous savons au moins l'ennemi dont il faut nous garer, et qu'il faut combattre lorsqu'il nous a attaqués.

Jusqu'à présent, nous n'avons pas dit un seul mot de l'hérédité de la phtisie. Et cependant, jusqu'à ce que Villemin eût démontré que la tuberculose était contagieuse, les causes de cette maladie se résumaient à peu près en cette affirmation, que la phtisie était héréditaire. C'était le mot fatal. Partout on trouvait une hérédité quelconque, et sans aucune difficulté pour une affection aussi commune, cela se comprend. On est heureusement venu à des notions plus saines.

Il paraît établi à la vérité que le bacille peut être apporté en nature par le nouveau-né. Mais ce sont là des raretés dont il ne faut guère tenir compte. Ce qu'on hérite en général de ses parents phtisiques, c'est une constitution débile, un terrain organique propice à la culture des bacilles. Et cela rentre dans l'étiologie générale exposée plus haut. Et la tuberculose des parents agit alors comme toutes les autres cachexies dont ils pouvaient être atteints lorsqu'ils ont engendré. A mesure que les médecins se sont livrés à des enquêtes sérieuses sur les petites épidémies locales de tuberculose, il a été démontré que le plus grand nombre des séries de phtisies dites héréditaires étaient dues purement et simplement à la contagion. Nous reviendrons un peu sur ce sujet dans un chapitre ultérieur.

Ce qu'il faut bien retenir de ce qui précède, c'est que nous devenons tuberculeux parce que nous nous trouvons, à un moment donné, enfant, adulte ou vieillard, dans un état de déchéance organique qui fait de notre économie un terrain propre à la culture du bacille qui est partout autour de nous. Et cet état de déchéance nous l'apportons en venant au monde, ou nous le devons à quelque maladie affaiblissante, ou bien à la misère physiologique.

CHAPITRE III

LA MORTALITÉ PAR LA PHTISIE.

Depuis qu'il y a des phtisiques sur la terre, si l'on considère que jusqu'à présent chaque malade crache sans précautions où il se trouve, et répand bénévolement la contagion autour de lui; si l'on considère que très nombreuses sont les causes qui mettent l'homme en état d'infériorité organique, c'est-à-dire hors d'état de résister à la première attaque du bacille, on comprendra que la mortalité causée par cette maladie doit être énorme. La tuberculose pulmonaire est en effet la plus grande plaie de l'humanité.

Pour ne parler que de ce qui se passe en France, on calcule facilement que la phtisie y fait, bon an, mal an, 150 000 cadavres. Ce chiffre est certainement au-dessous de la vérité, mais il n'en donne pas moins le frisson. Y a-t-il un fléau comparable à celui-là? Le choléra, la peste, les guerres les plus meurtrières ne sont rien à côté, car toutes ces grandes hécatombes ne sont qu'intermittentes, quand la tuberculose est permanente.

Et de quoi se compose ce tribut formidable ? De tout ce qu'il y a de jeune et de vigoureux dans la nation, car c'est à la fin de l'adolescence, époque où l'homme sort du giron familial, et au commencement de l'âge adulte, que la tuberculose frappe en majorité ceux qui auraient dû vivre. C'est-à-dire que nous sommes atteints à l'âge où le pays fonde sur nous ses espérances.

Toutes ces considérations sont bien faites pour faire frémir, mais ce qui peut effrayer encore plus, c'est de songer qu'en présence de cette peste qui décime la population, il n'a jamais été ou à peu près tenté d'opposer une digue à son envahissement. Car on peut dire que rien absolument n'a été fait, rien en dehors des efforts de la science médicale pour guérir ceux qui sont déjà frappés. Et si, dans quelques cercles trop restreints, des mesures efficaces ont été prises pour empêcher le phtisique de nuire à son voisin, c'est encore aux médecins seuls qu'on le doit.

Qu'on réfléchisse maintenant aux 150 000 tuberculeux sans cesse renouvelés qui répandent chez nous la contagion du 1ᵉʳ janvier au

31 décembre, et l'on verra s'il y a lieu de tenir grand compte de la question de l'hérédité tuberculeuse vraie.

Eh bien, aujourd'hui qu'il est amplement démontré que la tuberculose pulmonaire guérit quand on la soigne à temps, veut-on une parole de consolation en face de ce désastre continu? La voici.

Il meurt en France 150000 poitrinaires par an au minimum. D'aucuns disent 170000, d'aucuns 200000 ! Admettons que sur ce nombre de 150000 20 p. 100 soient d'emblée incurables, les uns parce que leur phtisie est dite aiguë et jusqu'à présent hors de notre action thérapeutique ou à peu près, les autres parce qu'ils manquent de la résistance organique suffisante pour soutenir la lutte, il restera néanmoins 120000 tuberculeux susceptibles de guérison.

Or nous mettons en fait que, si la société était organisée pour soigner à temps et comme il faut ces 120 000 malheureux, elle en guérirait 100000. Tous les ans, cent mille individus seraient arrachés à la mort ! Et comme en même temps qu'on les guérirait on les empêcherait de contagionner leurs semblables, le chiffre de la morbidité diminuerait sensiblement. Ce serait l'acheminement non pas vers l'extinction de la tuberculose, hélas !

mais bien vers la réduction de la phtisie à l'état de maladie endémique ordinaire. Et l'on finirait par voir que, parmi les maladies dites chroniques, la tuberculose est l'une des plus curables.

CHAPITRE IV

CURABILITÉ DE LA PHTISIE.

D'une façon générale la phtisie était considérée comme une maladie incurable, ce qui n'empêchait pas certains phtisiques de guérir et fort bien guérir, envers et contre tous. De tout temps et partout on a connu tel ou tel individu qui, déclaré poitrinaire à une certaine époque, n'en vivait pas moins en fort bonne santé vingt, trente et cinquante ans plus tard. On disait de ces individus qu'autrefois ils avaient craché leurs poumons ; que, finalement, ils n'avaient plus qu'un poumon. C'étaient des guérisons miraculeuses. Les malins prétendaient, il est vrai, que ce n'était pas possible et que rien ne prouvait que les médecins ne s'étaient pas trompés !

Or ces guérisons miraculeuses tenaient tout simplement à ceci, que ces individus avaient une constitution robuste, et que, mieux conseillés en général, ils avaient quitté la vie active pour la vie à la campagne au repos et au grand air. La bonne hygiène, leur bonne constitution originelle, et parfois les soins médicaux, leur avaient permis de lutter avec succès contre leurs bacilles.

De tous ces survivants de la bataille, les uns étaient et sont encore, car l'histoire d'hier est celle d'aujourd'hui, complètement guéris, n'ayant plus que le souvenir de leur ancienne maladie ; les autres conservent de la gêne respiratoire ; d'autres toussent toute leur vie, soit qu'ils portent une caverne bien enkystée, soit qu'ils vivent en bonne intelligence avec des lésions bacillaires torpides, soit qu'ils conservent de leur tuberculose antérieure des adhérences pleurales étendues, de l'emphysème pulmonaire, etc.

Guéris complètement, ou simplement invalides de la tuberculose, ils passent pour vivre avec un poumon.

Voilà ce que l'observation populaire a bien et dûment établi. En somme, la phtisie guérit donc de temps en temps.

A ceux qui prétendent que, la plupart du temps, il s'agissait d'erreurs de diagnostic, les autopsies dans les hospices de vieillards ont répondu depuis longtemps. Rien n'est plus commun que de trouver, chez des sujets morts de tout ce dont meurent les vieilles gens, les vestiges d'une ancienne tuberculose dans les poumons. Tantôt ce sont des cicatrices criblées de petits tubercules enkystés; tantôt ce sont des gros tubercules caséeux enfouis dans une épaisse coque fibreuse; tantôt des cavernes autrefois tuberculeuses et devenues purement fibro-muqueuses.

Il faut en conclure que non seulement la phtisie peut guérir, mais encore qu'elle est capable de guérir toute seule. Car nombre de ces vieillards, trouvés tuberculeux guéris à leur autopsie, ne s'étaient jamais douté qu'ils avaient été phtisiques à une certaine époque; et leur condition sociale ne laisse guère à supposer qu'ils eussent jamais suivi un traitement bien particulier pour cette maladie.

C'est qu'en effet la tuberculose est une affection qui, dans ses formes aiguës, s'arrête quelquefois, ce qui, permet alors au malade de devenir un tuberculeux chronique.

C'est une affection qui, dans ses formes chroniques, guérit souvent toute seule. Que de gens de constitution suffisamment robuste ont subi une attaque de tuberculose qui n'a jamais été diagnostiquée, jamais traitée avec son étiquette! Qu'on interroge les jeunes gens qui viennent se soumettre à la cure d'air pour une lésion déjà bien sérieuse, et bien des fois on recueillera l'histoire suivante : « Il y a deux, trois, quatre ans..., j'ai d'abord été malade. Je toussais, je maigrissais, je ne mangeais plus ; le médecin m'a dit d'aller guérir mon rhume à la campagne. J'y suis resté trois mois à ne rien faire, et je suis revenu guéri. J'ai repris mes occupations et l'an dernier je me suis mis à tousser de nouveau. »

Et c'est là de la tuberculose qui a guéri toute seule, par le seul fait que ces malades sont allés se mettre « aux champs » pendant quelques mois. Seulement ils n'ont acquis qu'une guérison apparente, parce qu'ils se sont soignés trop peu de temps. Si le médecin leur avait dit que leur rhume était bel et bien une attaque de tuberculose et que, pour s'en guérir totalement, il leur fallait dix-huit mois ou deux ans de repos à la campagne, ils n'auraient jamais eu de rechute, vraisemblablement.

La tuberculose enfin dans ses formes chroniques devrait guérir le plus souvent si elle était diagnostiquée tout de suite, et si le patient était soigné comme il doit l'être.

C'est là ce qu'ont démontré les médecins qui dirigent les stations où l'on soigne vraiment les tuberculeux comme il faut les soigner.

Il n'y a d'ailleurs pas plus d'une quarantaine d'années que la curabilité de la phtisie est franchement admise et prêchée nettement par les hommes de science! Et chez nous, en particulier, il a paru depuis vingt ans assez de livres remarquables sur ce sujet. Ce qui n'empêche point qu'en France la question semble n'avoir pas fait un pas pour le côté pratique.

DEUXIÈME PARTIE

LE TRAITEMENT RATIONNEL DE LA PHTISIE

CHAPITRE PREMIER

LES BASES DU TRAITEMENT RATIONNEL DE LA PHTISIE.

Tous les traitements institués de temps immémorial dans le but de guérir la phtisie se rangent sous deux chefs : le traitement médicamenteux et le traitement hygiénique.

On peut dire qu'on a donné de tout temps aux phtisiques les médicaments les plus variés et les plus invraisemblables, que la médication fût dirigée scientifiquement ou par le plus pur empirisme populaire, sans compter l'élément superstitieux qui s'y mêlait souvent. On peut dire aussi que tout ce qui peut être décoré du nom de remède y a passé, que ce fût drogue à prendre ou à se mettre sur la peau. Ce qui prouve malheureusement, avec la dernière évidence, que jamais on n'a eu en main un remède sûr.

De tout temps aussi, les médecins les plus avisés joignaient à cela des principes d'hygiène excellents. Et de temps en temps un phtisique guérissait.

Lorsque le bacille de Koch, regardé comme l'agent actif de la tuberculose, fut découvert il y a une douzaine d'années, les expériences de laboratoire démontrèrent qu'une foule de procédés chimiques et physiques tuaient *in vitro* ledit bacille ou atténuaient fortement sa puissance de reproduction. Et ce fut alors comme un débordement de médications qui toutes avaient la prétention d'aller dans les tissus de l'homme tuer le bacille de Koch, ou atténuer son action malfaisante. Mais tout cela fut bien vite abandonné pour cette raison fort simple que les agents capables de tuer le microbe au laboratoire à une dose ou mieux à un titre de solution donné, auraient d'abord détruit les tissus de l'homme si on les eût administrés au même degré de concentration.

De tout cela qu'est-il resté? Une drogue regardée jusqu'à un certain point comme antibacillaire, la créosote et ses dérivés. On les administre par l'estomac, par le poumon, par le rectum, en frictions sur et en injections sous la peau. C'est encore là, comme disent nos maîtres en clinique, ce qu'on a trouvé de mieux et de moins mauvais.

Il faut constater que les opinions sont fort partagées sur l'action de la créosote et de ses dérivés. Les uns persistent à lui attribuer une action spécifique contre le bacille ; les autres la regardent comme un simple agent de médication générale et locale, contribuant d'une part à relever l'économie à l'instar des médicaments dits dynamiques ou excitants des fonctions digestives, et d'autre part à modifier les sécrétions des bronches.

Il faut constater aussi que si la créosote avait une action vraiment antibacillaire, c'est dans les formes de tuberculose à bacillose active, aiguë ou subaiguë, plus ou moins fébriles, que théoriquement elle devrait faire merveille. Et c'est justement dans ces formes qu'on recommande en général de ne pas l'employer.

A côté de ce médicament à réputation spécifique, se placent les agents dits toniques, modificateurs de l'état général. C'est encore l'arsenic et l'huile de foie de morue qui tiennent la tête de la série. Y ajouterons-nous les phosphates variés ?

Voilà où nous en sommes à peu près du traitement médicamenteux de la phtisie.

Mais les travaux de laboratoire, qui ont suivi la découverte du bacille de Koch, ont tenté de faire pour la tuberculose ce que la science pasteurienne a si bien fait pour une série d'autres maladies de l'homme et des animaux. Ce qu'on poursuit surtout de tous côtés, c'est la recherche des vaccins préventifs et curatifs des maladies infectieuses. Et la découverte récente du sérum antidiphthéritique doit nous donner confiance dans l'avenir. Peut-être sommes-nous à la veille de la découverte du sérum antibacillaire ou de quelque chose d'analogue. Cette découverte, l'humanité doit l'appeler de tous ses vœux.

Étant donné que les agents médicamenteux capables de tuer les bacilles de Koch ne peuvent être employés à des états de concentration suffisante pour obtenir ce résultat, sans nuire à nos tissus, il y a lieu de mettre son espoir dans la médication vaccinale. Car il ne s'agit plus de tuer les bacilles par un agent chimique, mais bien de les rendre inoffensifs et inaptes à la repullulation, en injectant dans le sang de l'homme des liquides organiques qui font de ce sang un milieu impropre à la culture de ces microorganismes.

Il ne faudrait pas, quand on parle de ces grandes découvertes à venir, hausser les épaules et demeurer trop sceptique, en arguant des tentatives précédentes pour arriver à la vaccination antibacillaire.

Il est vrai que les inoculations de Koch, il y a cinq ans, ont été bien souvent néfastes. Mais son liquide était un réactif de la tuberculose et non pas probablement un agent curatif. Heureux quand il n'a pas été un agent pathogène ou simplement provocateur de la terminaison fatale ! Il en est resté cependant une application utile dans la médecine vétérinaire, pour le diagnostic de la tuberculose chez certains animaux domestiques.

De tous côtés l'on est à la poursuite de la fameuse panacée et nous avons la ferme conviction que l'on arrivera. Mais, d'ici là, nous en sommes réduits à employer contre la phtisie ce qu'il y a de moins mauvais comme agents médicamenteux.

Ce n'est pas d'aujourd'hui que les médecins joignent à ces médications variées des conseils d'hygiène plus ou moins bien comprise. Dans Hippocrate on les trouve tout au long.

Cela se bornait en général à prescrire aux gens fortunés d'aller habiter un climat doux et égal, loin des villes, aux champs ou au fond des bois, le plus souvent dans le Midi. La notion de rhume, de bronchite chronique dominant les idées régnantes, on recommandait les pays chauds, tout comme on prescrivait à un enrhumé vulgaire de se tenir chaud à la chambre. Le phtisique s'en allait l'hiver au pays du soleil, sortait sous le ciel bleu, et, l'astre bienfaisant disparu, rentrait se calfeutrer chez lui. Heureux ceux qui, le repos aidant, n'ayant point de fièvre, se nourrissaient abondamment. Il en guérissait quelques-uns. Mais la plupart perdaient en été ce qu'ils pouvaient avoir gagné l'hiver, et s'éteignaient après quelques voyages annuels dans ces régions du Midi. Sans compter le grand nombre de ceux qui, entraînés par les plaisirs qu'offrent ces grandes cités méridionales, mouraient plus vite qu'ils ne l'eussent fait ailleurs.

Nous avons l'air de parler d'autrefois, mais aujourd'hui encore il en est trop souvent ainsi. Quand on est un malade riche on va passer ses hivers dans le Midi; l'été on revient dans ses terres, on chasse, on court à cheval et en voiture, etc. Quand on a ainsi passé un nombre d'années variable, on meurt là ou là-bas. Et personne ne s'en étonne, car c'est tellement dans les croyances! « Un tel est mort, dit-on; c'est vrai, il y avait plusieurs années qu'il allait tous les hivers dans le Midi ! »

Mais, depuis quelques années, il est assez fréquent qu'après quelques-uns de ces voyages au pays du soleil, voyant que l'on ne va pas mieux, on se décide à aller dans un de ces établissements spéciaux où l'on soigne méthodiquement la phtisie. Mais neuf fois sur dix il est trop tard.

Il ne faudrait pas conclure de cela que tous les malades qui vont hiverner dans le Midi meurent fatalement. C'est heureusement une règle qui a ses exceptions.

C'est qu'il ne suffit pas d'aller voir le ciel bleu quand il fait de la brume ailleurs ; il ne suffit pas de se chauffer au grand soleil du Midi quand on gèle dans le Nord, pour tuer ses bacilles. Pour se guérir de la tuberculose il faut faire quelque chose, et ce quelque chose est tout le contraire de l'inertie.

Sur quoi repose donc le traitement de la phtisie pulmonaire? Le voici.

Tout d'abord la théorie des causes de la maladie nous apprend que l'on devient tuberculeux parce que l'on tombe en déchéance organique, parce que l'on devient un terrain favorable à la culture du bacille de Koch, en perdant ses moyens naturels de défense contre l'attaque de cet ennemi qui nous guette sans cesse.

Partant de là, théoriquement aussi, tant que nous n'aurons pas de médication spécifique, il faut, puisque nous devenons tuberculeux par affaiblissement, par usure, il faut, comme on dit vulgairement, faire machine en arrière, tant qu'il est en notre pouvoir ; il faut relever notre organisme déchu. Tout ce dont nous disposons comme agents hygiéniques, comme agents thérapeutiques ayant fait leurs preuves pour régénérer l'organisme humain, doit être employé dans ce but. Et, s'il en est encore temps, si la tuberculose pulmonaire est à l'état de lésion localisée, si, en outre, l'organisme touché conserve assez de ressort pour répondre à l'action de ces agents curateurs, le succès viendra couronner les efforts.

Tout cela c'est de la théorie. Mais que nous apprend l'expérience?

Les guérisons réputées miraculeuses de certains phtisiques, que tout le monde connaît, par quel moyen ont-elles été obtenues?

Ici c'est un jeune homme ayant une situation à la ville; il s'est épuisé soit par le travail, soit par les excès de toute nature; il est devenu phtisique. Il a trouvé un médecin qui a fait de lui un campagnard, au moins pour quelque temps.

Là c'est un commerçant qui, atteint de tuberculose, a quitté du jour au lendemain la ville et ses affaires et est allé manger ses quelques rentes dans un trou de campagne quelconque.

Et ces exilés volontaires y ont mis le temps, mais ils se sont guéris.

Au fond, qu'ont-ils fait? Ils ont quitté l'hygiène déplorable des villes, leur atmosphère empestée, les plaisirs et les fatigues, le souci des affaires. Ils ont échangé tout cela contre du repos, de l'air constamment pur, de la tranquillité d'esprit ; l'appétit leur est revenu, leur assimilation s'est refaite, ils ont engraissé, ils sont devenus plus forts que les bacilles qui les rongeaient ; ils ont rétabli leur équilibre organique et par suite leurs moyens de défense naturelle. Ils ont lutté et sont restés vainqueurs. Ils ont pris ou non des médicaments. Jadis c'était l'huile de foie de morue qui était en honneur. Heureux ceux qui pouvaient la supporter à haute dose ! C'était le meilleur auxiliaire de l'hygiène nouvelle qu'ils suivaient. Car c'est l'hygiène qui les a guéris, et c'est leur exemple qu'il faut suivre.

Mais alors, dira-t-on, si, par des méthodes aussi simples, nombre de tuberculeux se guérissent, il paraît non moins simple d'employer lesdites méthodes dans tous les cas.

En principe, évidemment ; mais en pratique c'est autre chose.

Le monde est ainsi fait que la tuberculose, cette maladie de misère, n'est guère curable que chez les heureux de la terre, les riches. Car pour rompre d'un seul coup avec toute son existence antérieure, il faut avoir les moyens de le faire. Et si la charité privée ou officielle soutient et prolonge l'existence du phtisique pauvre, il est bien rare qu'elle arrive à le guérir.

Et puis il ne faut pas croire que tous les

phtisiques se présentent dans les mêmes conditions vis-à-vis du traitement qui tout d'abord leur semble applicable. On peut les ranger en diverses catégories.

Il y a des tuberculeux qui guérissent tout seuls, sans soins particuliers ou à peu près, sans même s'être doutés qu'ils l'ont été. Ces malades-là représentent le mauvais terrain sur lequel est tombée une graine qui a mal germé. Croit-on, par exemple, comme nous l'avons dit plus haut, que la plupart des misérables vieux à l'autopsie desquels on trouve des tuberculoses locales enkystées, se sont jamais connus phtisiques et se sont jamais beaucoup soignés pour cela? Le bacille n'a pas pris sur leur organisme. Voilà tout.

Qu'on ne croie pas surtout que les succès obtenus si nombreux par le traitement hygiénique de la phtisie, tiennent à ce que, parmi les malades traités, il y a beaucoup de sujets de la catégorie précédente. Ce serait une grosse erreur.

Il y a des tuberculeux qui ne guériront jamais, même reconnus, avertis et mis au traitement dès le début de leur affection. C'est qu'ils n'ont pas, comme on dit vulgairement, l'étoffe pour résister. Leur tuberculose est une résultante, une fin à laquelle contribuent tant de causes si puissantes qu'il est impossible à leur organisme de remonter le courant fatal. On prolongera leur existence, on reculera l'heure de la chute, mais c'est tout.

Il y a des tuberculeux qui reconnus, avertis et mis en traitement en temps voulu, guériront presque toujours. Ce devrait être là l'immense majorité. C'est encore tout le contraire.

Il y a des tuberculeux qui souvent ont fait partie de la catégorie qui précède, mais qui en sont sortis. Chez ceux-là, faute de direction, de soins, de moyens, de bonne volonté trop souvent, les lésions sont tellement avancées, l'état général est devenu tellement mauvais, qu'il n'y a plus possibilité de revenir en arrière et de soutenir la lutte.

Il y a enfin des tuberculeux qui, avec des lésions sérieuses, ont conservé un état général relativement bon, parfois excellent. Ils ne guériront pas souvent, mais, soumis au traitement rationnel, ils peuvent arriver à prolonger indéfiniment leur vie, à obtenir une guérison relative compatible avec l'existence ; soit qu'ils conservent indéfiniment leurs bacilles tenus en respect, soit que, débarrassés enfin de leurs parasites, ils gardent néanmoins des lésions pulmonaires devenues vulgaires mais parfaitement incurables. Ces derniers contribueront à former la catégorie des infirmes, des invalides de la tuberculose.

Étant admis naturellement que toutes les chances de guérison sont pour les malades de la troisième catégorie, chaque fois que le médecin trouve un tuberculeux au début dont la constitution originelle peut donner bon espoir, chez lequel tout n'est pas perdu comme état général, ou bien un tuberculeuux à lésion localisée plus ou moins étendue, tuberculeux qu'il peut considérer comme simplement améliorable en considération du peu de déchéance de son état général, que doit-il faire ?

Il doit préparer son malade au traitement rationnel de la phtisie.

Tout d'abord il doit l'avertir, lui et son entourage, que la maladie est la tuberculose ; que pour le moment c'est peu de chose, mais que plus tard, bientôt, ce sera la phtisie, et que s'il se soigne tout de suite il a toutes chances de guérir, tandis que s'il se fie à sa plus ou moins belle santé apparente, il mourra presque sûrement. Pour amener la conviction chez son client, le médecin doit employer tous les moyens de persuasion connus, il doit être éloquent. Il doit, s'il y a résistance, appeler un confrère, plusieurs confrères à son aide. Il doit démontrer sa maladie au patient, il doit, s'il y a expectoration, lui montrer le corps du délit, c'est-à-dire ses bacilles.

Il doit lutter contre le préjugé terrible des

familles qui veut qu'on tienne le tuberculeux dans une sainte ignorance de son mal.

Il doit imposer le traitement immédiat, car les semaines ᐸde retard dans la décision à prendre se comptent ensuite par des mois de traitement.

Il doit enfin, tout en avertissant le malade, relever son moral, en lui démontrant que là est le vrai moyen d'arriver à la guérison, guérison qu'il obtiendra sûrement, s'il le veut.

Cette conduite énergique, le médecin doit la tenir invariablement pour les raisons suivantes.

D'abord il sauve son malade, s'il y a lieu de le sauver. Considération à elle seule suffisante.

Ensuite il se met à l'abri des reproches terribles qu'on pourrait lui faire ultérieurement et à juste raison. C'est une question de responsabilité médicale à laquelle il n'a pas le droit de se soustraire.

Que de fois, à l'arrivée d'un malade plus ou moins compromis qui vient se mettre à la cure rationnelle, nous recueillons l'histoire navrante qui suit, et toujours la même. C'est une mère, c'est un père qui parle : « Monsieur, il y a six mois, il y a un an..., que mon fils est tombé malade. Il toussait un peu, ne crachait presque jamais, mais il dépérissait à vue d'œil. Notre médecin ordinaire n'avait pas l'air de s'en préoccuper : « Mais enfin, docteur, lui disions-

» nous, ce n'est pas naturel, cet enfant couve » quelque chose de grave. » Et notre médecin nous répondait que ce n'était rien, que c'était un rhume, un peu de bronchite, que ça se passerait, qu'il fallait le faire reposer de ses études, le distraire, lui donner de l'exercice, etc. Enfin des amis nous ont envoyés consulter le D#r# X, qui nous a dit que notre fils était tuberculeux, et que sa seule chance de guérir était de venir se mettre sous votre direction. Ah ! si notre médecin l'avait vu tout de suite, ou bien s'il nous l'avait dit, notre pauvre enfant n'en serait pas où il en est ! etc... »

D'autres ont vu deux, trois médecins de leur quartier ou de leur ville, et ce n'est que le docteur Un Tel qui leur a dit de quoi il s'agissait.

Et ces braves gens ont raison de porter accusation contre le D#r# X ou Y, car si, au lieu de les bercer de douces illusions, il leur avait posé nettement la question de vie ou de mort, leur fils n'en serait probablement pas où il en est.

Parfois ce n'est pas le médecin qui a ce reproche à subir, c'est la famille qui doit se le faire à elle-même, mais trop tard. Ils avaient des oreilles, et ils n'ont pas voulu entendre.

C'est donc un devoir absolu qu'a le médecin de diagnostiquer la tuberculose et de la déclarer à son client quand celui-ci est curable ou susceptible d'une amélioration qui équivaut à une guérison relative. Et ce devoir est d'autant plus grand que le diagnostic de la tuberculose est quatre-vingt-dix-neuf fois sur cent des plus faciles aujourd'hui, grâce à l'examen microscopique des crachats. De sorte que, même dans le doute et en l'absence de bacilles dans l'expectoration, il doit, si la tuberculose est la seule affection pouvant expliquer l'état du malade, lui exposer ses craintes et lui imposer le traitement au moins d'une façon provisoire.

Il est bien évident, comme corollaire de tout ce qui précède, qu'en présence d'un tuberculeux ne présentant aucune chance de guérison ou d'amélioration sérieuse, d'un phtisique condamné à mort à échéance plus ou moins prochaine, le médecin a le devoir de cacher au patient, s'il l'ignore encore, sa triste situation. La phtisie étant la maladie des illusions jusqu'au bout, nous devons, avec un soin jaloux, entretenir cette quiétude d'esprit que certains malades ont le bonheur de conserver jusqu'à la fin.

Il ne faut pas oublier aussi que le médecin se trouvera quelquefois en face de certains tuberculeux parfaitement curables qui, ayant les moyens de se soigner, refusent absolument de se soumettre au traitement rationnel. Il y a là un état d'esprit, heureusement rare, contre lequel il n'y a rien à faire. C'est la théorie de la vie courte et bonne ; c'est le suicide raisonné.

Dans ces cas-là, le médecin fait son devoir en s'efforçant de ramener la brebis égarée. Qu'il fasse ensuite comme Pilate.

Bien plus triste est le crève-cœur du médecin, lorsqu'il est en présence d'un tuberculeux curable, mais qui n'a pas le moyen de se soigner. Il y a là une question de tact. Il faut s'enquérir de l'état social du malade avant de lui déclarer sa maladie. La situation est déplorable, mais qu'y faire ?

Tout cela bien admis, voyons en quoi consiste pratiquement le traitement rationnel de la phtisie pulmonaire.

CHAPITRE II

TRAITEMENT RATIONNEL DE LA PHTISIE PULMONAIRE.

Les éléments principaux de ce traitement, purement hygiénique, sont au nombre de trois :

1° Vivre dans un air constamment pur, jour et nuit;

2° Supprimer toute fatigue intellectuelle et corporelle ;

3° Prendre une alimentation saine et abondante.

C'est fort simple, dira-t-on, et pourvu qu'ils aient le moyen de le faire, tous les tuberculeux devraient se guérir ou vivre indéfiniment.

Pas si simple que cela, comme nous le verrons plus tard. Mais nous allons prendre en détail chacun des termes de cette triade thérapeutique.

§ 1. — La cure d'air.

En quoi consiste cette aération continue diurne et nocturne, cette cure d'air, comme on l'appelle dans les établissements spéciaux?

Il est démontré que l'exhalation pulmonaire est un des procédés employés par l'économie pour rejeter au dehors une quantité énorme de principes toxiques pour l'homme lui-même. L'individu qui vit une journée dans un local plus ou moins clos, corrompt rapidement l'air qui y est contenu et bientôt il respire ce qu'il a déjà expiré, s'empoisonnant peu à peu avec ses propres produits d'excrétion pulmonaire.

Entrez le matin dans la chambre à coucher la plus vaste et la plus luxueuse, la mieux entretenue, où deux époux ont passé la nuit portes et fenêtres fermées. Ce seront, si l'on veut, les personnes les plus soigneuses de leur corps. Vous serez tout de suite incommodé par l'odeur spéciale dite de renfermé, odeur un peu putride pour une narine exercée. C'est que l'air est empoisonné, et ce poison les époux le respirent dix heures sur vingt-quatre en moyenne.

On objecte qu'ils n'en meurent pas. Soit. Mais ce n'en est pas moins nuisible à leur santé, car tout se paie à la longue, et en tout cas des malades ne sauraient y vivre. Pour remonter l'organisme des tuberculeux, il faut autre chose que cet air pourri et ruminé sans cesse.

Avec moins d'intensité dans le jour, parce que les portes s'ouvrent de temps en temps, une pièce où l'on séjourne n'est pas moins infectée, malgré le tirage des cheminées sur lequel on se repose volontiers pour mettre des bourrelets aux ouvertures tout l'hiver.

Le meilleur moyen d'aérer un logement, disait Bouchardat, c'est d'ouvrir la fenêtre. Il est évident que l'hygiène de la construction s'est beaucoup modifiée, et que, dans les établissements hospitaliers, on a aujourd'hui des pièces dont l'aération est presque satisfaisante, même avec les fenêtres fermées.

Mais pour jouir d'un air constamment pur et frais, il faudrait vivre dehors. Or notre état de civilisation s'y oppose. Il faut donc employer ce qu'il y a de mieux pour approcher de ce rêve. Il faut vivre dehors tout le jour, et ouvrir sa fenêtre la nuit.

Aussi la cure d'air consiste à demeurer toute la journée dans des locaux largement ouverts, au moins sur une face, et à passer la nuit dans une chambre qui jamais ne soit complètement fermée.

L'installation pour le jour est des plus variables. Une tente, un kiosque, une cabane quelconque, abrités du vent et ouverts en général du côté du soleil, tout est excellent. Par le beau temps, en l'absence de vent, on peut rester complètement dehors sur une chaise de repos quelconque, à l'abri du soleil, soit à l'ombre d'un arbre, soit sous un vaste parasol. S'il pleut ou s'il vente, il faut évidemment avoir un des abris plus fixes mentionnés plus haut.

Comme cette cure doit durer plus ou moins d'heures par jour, suivant les cas, le malade doit être couché sur une chaise longue commode. Il doit être vêtu suivant la saison, et plus ou moins enveloppé de couvertures, comme s'il était couché tout habillé. Il doit avoir des chaussures chaudes le mettant à l'abri du froid aux pieds.

La cure d'air doit se faire à l'ombre. Cette notion est fort importante. Le malade peut être dans une région ensoleillée, mais il doit être garanti absolument, au moins quant à la tête et au tronc, des rayons du soleil. L'expérience a démontré que l'action directe des rayons solaires, même en hiver, est nuisible aux malades qui sont immobilisés. Elle peut être également dangereuse lorsqu'ils sont à la promenade. La plupart des tuberculeux sont plus ou moins fébriles ou subfébriles le soir, et pour la moindre cause leur température s'élève. Dans ces conditions, il est très fréquent de leur trouver de la fièvre lorsqu'ils sont exposés surtout l'après-midi aux rayons du soleil. On peut dire qu'un bon procédé pour donner de la fièvre à un tuberculeux qui n'en a pas, et pour l'augmenter chez celui qui en a déjà, consiste à les exposer aux rayons solaires un certain temps. Dans une foule de stations du Midi, où les malades se conduisent en liberté, suivant leur inspiration et leur caprice, étant naturellement à la recherche du soleil, il est trop fréquent de voir apparaître des accidents congestifs du côté du poumon.

Nous avons pour habitude de dire qu'à la cure d'air le malade doit voir la lumière du soleil, mais ne doit pas être vu par lui.

La cure se fera donc à l'ombre, et quand le tuberculeux se promènera au soleil il se garantira la tête et les épaules avec un parasol.

Cette cure d'air doit se faire par tous les temps, qu'il pleuve, neige ou vente, du moment que l'installation du malade lui permet de se garer de la pluie de la neige et du vent.

Il est clair que pour la journée passée tout entière au dehors, le malade doit avoir des vêtements variés, adaptés au climat en général et à la saison en particulier.

Nous conseillons la flanelle en permanence sur la peau, été comme hiver. L'hiver la chemise complète ; l'été le simple gilet. Les vêtements doivent être amples pour permettre sans gêne la position couchée.

Nous faisons en hiver porter à tous nos malades les sabots dits galoches, avec des chaussons de drap fourrés dits de Strasbourg, boutonnant très haut au-dessus du cou-de-pied. C'est une chaussure à laquelle tout le monde se fait admirablement, très pratique pour la cure, et qui met à l'abri des rhumes si fréquents pendant la mauvaise saison.

En revanche nous interdisons formellement l'usage des foulards et autres cache-nez qui n'ont d'autre résultat que d'entretenir autour du cou une zone de moiteur absolument nuisible.

Le vêtement que nous recommandons le plus pour l'hiver et la demi-saison est la pèlerine en drap avec ample capuchon.

Voilà pour la journée. Voici pour la nuit, maintenant.

La chambre qu'a quittée le malade au matin doit être ouverte tout le jour. Quand il y rentre pour se coucher, il ferme, ou on ferme quelques instants avant, le temps de se dévêtir.

Le lit doit être situé le plus loin possible de la fenêtre à ouvrir, et il est préférable que le pied du lit soit tourné vers elle.

En se couchant le malade ouvre sa fenêtre

lui-même, ou la fait ouvrir dès qu'il est couché.

Nous recommandons en effet d'ouvrir la fenêtre et non pas d'employer pour aérer la chambre le système des impostes, des vasistas, des volets ajourés, des stores, des verres perforés, etc..., de même que nous n'admettons pas qu'on ouvre sa fenêtre en tirant les rideaux par-dessus. Ce sont là des demi-mesures ou des quarts de mesures à caractère enfantin et tout à fait insuffisant. La fenêtre doit être ouverte, de haut en bas, dans toute sa hauteur : c'est le moyen le plus efficace d'obtenir un échange parfait entre l'air du dehors et celui du dedans.

Il y a dix ans pour nous-même que nous avons adopté cette pratique; depuis cinq ans nous y soumettons des malades de toutes catégories, fébriles ou non fébriles, et jamais nous n'y avons vu le moindre inconvénient. Il n'y a pas de raison pour agir autrement.

L'accoutumance du malade se fait très vite à cette façon de coucher un peu dehors. En été comme en hiver, même quand il gèle, c'est l'affaire de quelques jours. La première nuit la fenêtre est ouverte de 5 centimètres, la deuxième de 10, la troisième de 20, et bientôt la mesure ordinaire est de 45 à 50 centimètres. Les malades bien acclimatés à cette pratique laissent en hiver un côté de fenêtre tout grand ouvert, et en été ils ouvrent souvent les deux côtés. Quand la chambre est profonde cela ne souffre aucun inconvénient.

Étant admis que le lit est dans un angle de la chambre, il faut ouvrir le côté de fenêtre correspondant au lit; de cette façon l'air du dehors fait comme un détour pour effectuer son mélange avec celui de l'intérieur.

Il est un moyen bien simple d'installer un système d'ouverture de manière que le vent, s'il y en a, ne fasse pas battre désagréablement la fenêtre ouverte. C'est d'avoir trois ou quatre crochets en fil de fer rigide pour maintenir l'écart fixe entre les deux moitiés de la fenêtre. Suivant l'accoutumance et suivant le temps qu'il fait on met tel ou tel crochet. C'est qu'en effet plus il fait froid dehors, moins il est nécessaire d'ouvrir largement pour avoir un renouvellement d'air suffisant.

En été il est parfaitement inutile de prendre d'autres précautions.

En hiver, il est préférable d'entourer le pied du lit tourné vers la fenêtre avec un paravent assez vaste. Ceux que nous employons sont à cinq feuilles et ont 1^m,90 de hauteur.

Il va sans dire que, de même que pour la journée, cette cure de nuit doit se faire par tous les temps.

Le malade doit se couvrir suivant la température extérieure. Il doit avoir une chemise de nuit en flanelle, pour éviter de se refroidir s'il sortait ses bras du lit pendant le sommeil. Point n'est utile de se couvrir la tête ou de s'envelopper le cou. Agir ainsi serait aller contre le principe de la cure. Par les grands froids beaucoup de malades couchent avec une vareuse quelconque, les femmes avec une camisole plus ou moins chaude. Il n'y a pas d'inconvénient à ces pratiques.

Avec une boule d'eau chaude aux pieds, et un édredon sur la moitié inférieure du corps, le malade peut ainsi affronter en toute sécurité la cure de nuit, qu'il pleuve, qu'il neige, qu'il fasse du vent ou de la brume.

La chambre peut être chauffée à volonté toute la nuit soit par cheminée soit par calorifère. Mais il faut s'arranger pour que le *tirage* de l'air entre la fenêtre et la cheminée ne se fasse pas en rencontrant le lit du malade.

Que d'objections n'a-t-on pas faites et ne fait-on pas encore à cette pratique de la fenêtre largement ouverte? Les gens du monde vous crient tout de suite : « Mais, docteur, et les maux d'yeux? et les refroidissements? » Les maux d'yeux causés par l'air de la nuit, cela se voit; on peut le voir chez certains sujets qui passent une nuit à la belle étoile, couchés sur le dos, par un temps très clair, et cela aussi bien en été qu'en hiver. Mais dans une chambre cela n'existe pas, car il n'y a pas de rayonnement direct de l'individu vers la voûte céleste.

« Mais, dit-on encore, si le malade sue la nuit, il va se refroidir, et prendre une fluxion de poitrine ! »

Mais les malades qui couchent la fenêtre ouverte ne suent pas ; ou s'ils suent c'est qu'ils sont trop couverts, et en quelques jours leur éducation est faite à ce sujet. Et si, au pis-aller, un malade a quelque moiteur, sa chemise de flanelle est là pour le mettre à l'abri d'un refroidissement. Mais on peut poser en principe que le tuberculeux curable qui, avant le traitement, avait des sueurs la nuit, n'en a plus dès qu'il est soumis à cette hygiène nocturne.

Aussi les malades de sanatorium n'ont-ils jamais besoin des médicaments réputés pour arrêter les sueurs de la phtisie. Depuis cinq ans nous n'avons pas eu trois fois l'occasion d'en prescrire, et encore était-ce non pas pour la sueur tuberculeuse vraie, celle du réveil vers trois ou quatre heures du matin, mais pour la sueur de onze heures à minuit, qu'on voit surtout chez les dyspeptiques et les grands névropathes.

On ne sait pas assez que coucher la fenêtre ouverte est le moyen par excellence de passer une bonne nuit, tant pour les gens bien por-tants que pour les malades de la poitrine.

Règle générale, cette simple méthode suffit pour supprimer d'emblée les malaises si fréquents du sommeil en chambre close, l'agitation, les rêves et les cauchemars, cette moiteur désagréable qui tient aussi à l'habitude qu'on a de se trop couvrir la nuit, moiteur qui se transforme en sueurs véritables chez le tuberculeux. Des malades qui ont des quintes de toux continuelles, les voient diminuer immédiatement. Ceux qui ne dormaient plus récupèrent plus ou moins leur sommeil. La céphalée si commune le matin disparaît également. Le malade se réveille dans une atmosphère de fraîcheur, il n'a jamais la bouche et les narines sèches, il se sent frais et dispos.

Voilà ce qui constitue la cure d'air continue.

Cette hygiène si spéciale et si contraire aux idées courantes ne s'applique pas seulement aux tuberculeux relativement bien portants, mais bien à tous les phtisiques. C'est le moyen de choix pour concourir à la guérison de celui qui est curable et pour améliorer les autres ; c'est encore le procédé de choix pour adoucir les misères du malheureux phtisique avancé, condamné à mort dans un délai quelconque. Et le pauvre cachectique qui n'a plus la force de sortir de sa chambre ou même de son lit trouvera à cette pratique un bien-être énorme dont il remerciera le médecin qui aura le courage de la lui imposer.

Au lieu de mijoter dans son lit, écrasé par les couvertures, baigné de sueur, dans une chambre close et au besoin surchauffée, empestée par son exhalation pulmonaire, sentant la fièvre et les crachats, répandant autour de lui cette odeur fade bien connue dite des phtisiques, il respirera de l'air pur, il ne sentira plus sa fièvre pour ainsi dire, il suera moins, et ses quintes de toux diminueront.

Puisqu'il ne peut guérir, il faut au moins lui donner ce dernier bien-être relatif.

C'est qu'en effet, quoi qu'on en puisse dire, il n'y a aucun inconvénient à donner de l'air pur et frais aux malades fébriles. Il n'y a que des avantages.

La fièvre au lit dans une chambre chaude et close s'accompagne d'une foule de malaises qui la rendent insupportable. A la cure d'air le malade fébrile supporte la même élévation de température presque sans s'en douter. C'est souvent son thermomètre qui lui dit qu'il a la fièvre. Sans compter que maintes fois on voit se supprimer les symptômes accessoires de l'état fébrile, tels que l'anorexie et même les vomissements graves des phtisiques.

Nous avons rapporté dans un travail antérieur (1) l'histoire bien instructive d'un de nos malades, chez lequel la cure d'air pure et simple avait brusquement supprimé en vingt-quatre heures des vomissements quasi incoercibles qui mettaient sa vie en danger.

Dans les sanatoria on ne compte plus les observations de ce genre. On y est accoutumé de voir se supprimer comme par enchantement tous les symptômes gênants et inquiétants de l'état fébrile.

Ces faits démontrent amplement et l'innocuité et les avantages de cette pratique qui est la nôtre. En plein hiver nous avons toujours à la cure d'air de la véranda une série de malades fébriles le soir seulement, même subfébriles en plus le matin, et la plupart du temps ils inscrivent leur température sans en être autrement incommodés.

On rencontre des malades et parfois des médecins qui prétendent que la cure d'air pendant le jour est très suffisante, et qu'il est inutile d'imposer la cure de nuit qu'on voit en général d'un mauvais œil au premier abord. Il suffit de répondre à ces discours que le traitement de la phtisie est trop long pour qu'on

(1) *Gazette hebdomadaire*, 31 octobre 1891.

ait le loisir de prendre son temps, car ne pas faire de l'aération continue pendant la nuit, c'est perdre à peu près douze heures sur vingt-quatre.

La cure d'air bien comprise est une contre-indication d'une foule de plaisirs que prennent les personnes en bonne santé.

Le tuberculeux qui se soigne sérieusement doit dire adieu, passagèrement au moins, au théâtre, au concert, aux salles de jeu, aux longs dîners en ville, etc..., en un mot à tout ce qui représente agglomération d'individus dans un espace clos, sans compter les autres raisons qui plaident en faveur de son renoncement à ces divertissements.

Ainsi bien entendue, la cure d'air n'est pas seulement une méthode réparatrice, un des agents les plus puissants de la guérison de la phtisie, c'est encore une méthode d'endurcissement de l'organisme.

Il y a bel âge que l'on préconise dès l'enfance cet endurcissement par l'air pour les sujets plus ou moins débiles. Combien de fois le médecin consulté sur la santé d'un enfant né et élevé à la ville, chétif, entaché souvent de scrofule ou de quelque autre tare héréditaire, n'a-t-il pas envie de répondre aux parents simplement ceci : « Faites-en un paysan jusqu'à quinze ans. » Que de jeunes sujets *élevés dans du coton*, proies inévitables de la tuberculose pulmonaire ou de ses congénères, feraient plus tard des hommes si l'on avait le courage de s'en séparer et de les envoyer aux champs ! Pourquoi ? simplement parce que la vie au grand air, dans des locaux qui ferment plus ou moins mal nuit et jour, endurcirait ces petits malheureux, les mettrait peu à peu à l'abri des accidents causés par les intempéries de l'atmosphère, en même temps qu'ils régénéreraient leurs tissus.

C'est pourquoi la cure d'air méthodique telle qu'on la pratique dans les sanatoria est le meilleur moyen d'empêcher les candidats à la tuberculose d'arriver jusque-là. C'est le traitement préventif par excellence.

Pour ceux que le bacille a déjà touchés, la nécessité de cet endurcissement par l'air est la même. Au lieu de craindre pour eux cet air extérieur, au lieu de le bannir de leur appartement, sous prétexte qu'ils sont enrhumés, il faut les inonder de cet air vivifiant, il faut qu'ils s'en imprègnent, il faut qu'ils s'habituent peu à peu à son contact permanent, à son traumatisme si l'on veut, de façon que même par les mauvais temps ils n'aient plus rien à redouter de lui.

On s'imagine trop volontiers que l'on s'enrhume par le poumon, par l'air qu'on respire.

On s'enrhume au contraire par la peau et surtout par les extrémités.

Du moins c'est le fait le plus apparent pour nous. On s'enrhume lorsqu'étant en sueur, en simple moiteur soit par la fièvre, ce qui est rare, soit par l'exercice, ce qui est la règle, on subit l'influence du froid principalement si l'air est agité ; on s'enrhume parce qu'on garde des vêtements mouillés, des chaussures humides, etc. Et tout naturellement dans de semblables conditions ceux-là prendront mal plus promptement qui sont le moins habitués à supporter le contact de l'air.

Aussi le tuberculeux, qui a besoin de ne pas prendre de rhumes, source trop fréquente de complications dans son poumon, doit-il s'endurcir en s'accoutumant à n'être plus impressionné par l'air vif.

Il est de ces vérités vieilles comme le monde et qu'on semble oublier à plaisir. Il y a des gens frileux, sensibles à l'air, d'autres qui ne le sont pas. Transportez un individu de la première catégorie à la montagne où l'air est vif, où le climat est beau en général, mais où il fait toujours plus froid que dans la plaine. A la fin de son premier hiver, cet individu ne sera déjà plus un frileux.

Il est bien clair que l'homme à l'état de nature était capable de vivre dehors comme les animaux et de supporter avec des abris primitifs toutes les intempéries. C'est la civilisation qui l'a rendu frileux.

Le tuberculeux a besoin de se rapprocher un peu de cet état de nature. Il lui faut la vie dehors, de l'air et toujours de l'air.

Ce besoin d'air pur est tellement naturel pour notre organisme, ce besoin dont la civilisation nous a fait perdre la notion, que les malades habitués à la cure d'aération continue arrivent à ne plus endurer d'être renfermés quelque part. Partout où ils entrent, ils ont l'envie subite d'ouvrir les fenêtres. Leur odorat est habitué à ne sentir aucune odeur de renfermé.

Aussi les guéris de la cure rentrant dans leur famille sont-ils souvent quelque peu gênants pour les autres, par suite de la manie qu'ils ont d'ouvrir constamment les fenêtres. Douce manie qui se perd trop vite malheureusement.

§ 2. — La cure de repos.

D'après ce qui précède pour la cure d'air, il ne faut pas croire que cette cure comporte l'immobilité à peu près complète du matin au soir. C'est au contraire essentiellement variable suivant les malades.

La cure de repos a pour bases les principes suivants. Le tuberculeux, pour remonter son organisme et le rendre capable de lutter contre sa maladie, doit non seulement ménager ses forces, mais user moins qu'il n'acquiert. Son budget organique doit toujours être en excédent de recettes.

Il faut admettre qu'il doit se nourrir plus que lorsqu'il était en bonne santé, et qu'il doit aussi dépenser moins. Car il ne s'agit pas seulement pour lui de vivre, il doit en outre soutenir une lutte. S'il reste au-dessous de ce surcroît de vigueur organique, si à plus forte raison il reste en dessous de l'équilibre normal, il y a beaucoup de chances pour qu'il ne guérisse pas.

Par conséquent, étant admis que dans les conditions de la cure d'air, il est capable d'absorber une nourriture suffisante, et capable de bien assimiler, il devra peu dépenser pour rester en excès de nutrition.

De là la cure de repos. De là la nécessité de ne pas user son corps, pas plus par la fatigue musculaire que par la fatigue intellectuelle et morale.

A ce second point de vue, la loi qui régit la cure de repos doit être absolue. Le tuberculeux curable doit être sevré de tous les soucis, de toutes les préoccupations, de tous les travaux intellectuels pénibles et soutenus.

Il faut dire adieu momentanément aux affaires, il faut interrompre net ses études. Il est parfois fort difficile de faire comprendre aux malades et aux familles cette dure nécessité. On ne leur fait pas accepter facilement que pour se guérir il faut peut-être briser une carrière commencée. Mais la question de vie ou de mort se pose brutalement. Le commerçant doit savoir que s'il continue à diriger ses affaires, il mourra, et que c'est reculer pour mieux sauter. Car étant malade et de plus en plus malade, il les dirigera fort mal, ses affaires, et quand il sera mort il ne les dirigera plus du tout.

L'étudiant doit savoir qu'à dix-huit ou vingt ans on a le temps de perdre dix-huit mois ou deux ans pour se soigner; que peut-être sa carrière est brisée, mais que s'il ne fait pas ce sacrifice il mourra et qu'elle sera bien plus brisée encore, tandis que, guéri après un an, deux ans, il en sera quitte pour faire autre chose.

Malheureusement, le médecin échoue souvent dans cette démonstration. Le malade ne sait pas, la famille ne veut pas croire, on tergiverse, on patiente, et le temps passe. Quand la maladie s'est aggravée, on prend peur et l'on se décide à la grande mesure quand il n'est plus temps. Le malade abandonne ses affaires quand il ne peut plus faire autrement. Que de fois nous avons été consulté pour des hommes jeunes encore, à la tête d'un commerce, tuberculeux qui se seraient guéris parfaitement en dix-huit mois ou deux ans, et qui sont morts six mois ou un an plus tard pour n'avoir pas compris!

Heureusement il en est qui comprennent et qui se soumettent à l'autorité médicale.

Une fois à la cure, le tuberculeux doit s'abstenir de fatigues intellectuelles. Lectures intermittentes, pas trop sérieuses, correspondance familiale la plus écourtée possible, petits travaux manuels plus de distraction que d'autre chose (ici la femme est bien plus favorisée que l'homme), jeux tranquilles et non prolongés, voilà ce qui est compatible avec la cure de repos. Mais il faut exclure tout ce qui est tension soutenue pour le cerveau. C'est ainsi que non seulement les conversations prolongées, les discussions doivent être bannies, mais que même les visites longues, les conversations autour du malade lui sont nuisibles. Cela l'occupe d'abord, le contraint ensuite et finalement l'agace, l'excite et augmente sa fièvre du soir s'il en a déjà. C'est l'application de ce fait bien connu dans les hôpitaux que, les jours de visites extérieures, tous les malades fébricitants ont le soir une plus forte ascension thermique, aussi bien ceux qui n'ont pas été visités que ceux qui ont reçu visite.

Il faut donc le calme autour des malades. Il faut aussi, chose dure à dire peut-être pour les parents, il faut que l'entourage sache mettre un frein à ses tendresses exagérées, qui font que souvent, en voulant trop bien servir son patient, on dépasse le but. Il faut laisser un peu les tuberculeux tranquilles. Les assiduités des personnes les plus chères les énervent trop souvent.

Plus tard, quand le tuberculeux commencera à revivre, il pourra se permettre une détente dans toutes ces restrictions, mais d'après les ordres et sous la direction du médecin.

Pour ce qui concerne les fatigues corporelles, il existe un préjugé déplorable, d'après lequel on conseille aux malades de prendre de l'exercice, de marcher, sous prétexte que cela donne de l'appétit.

En général, il en est ainsi pour les personnes en pleine santé; il est même habituel que le tuberculeux apyrétique, robuste, se trouve bien d'un exercice modéré et soigneusement réglé par le médecin.

Mais quand il s'agit du tuberculeux fébrile tous les soirs, cette pratique a le plus souvent un résultat déplorable, et il n'en saurait être autrement au point de vue théorique. En effet, ce malheureux n'a déjà plus d'appétit, il a même souvent un dégoût prononcé pour l'alimentation régulière. Il se promène une partie de la journée, malgré son essoufflement, en dépit de ses jambes qui n'en veulent plus, marchant néanmoins avec courage pour satisfaire au désir de son entourage, et souvent avec la conviction que cela lui fera du bien ; il use ses muscles, son système nerveux, empoisonne ses tissus et son sang avec les produits toxiques des combustions organiques qui accompagnent cette usure. Et c'est une cause d'infection de plus pour lui qui est déjà infecté quotidiennement par les poisons de sa fièvre, par les produits de résorption de ses foyers pulmonaires. Au lieu d'avoir à effectuer le travail d'une seule élimination, son organisme doit fournir à deux maintenant. Aussi, empoisonné de plus en plus, il perd de plus en plus l'appétit, et dépérit à vue d'œil. La fièvre augmente le soir, la température n'est plus normale le matin. En revanche, le malheureux phtisique vient dire au médecin qu'il est bien heureux maintenant, parce qu'il ne sue plus la nuit. La vérité est qu'il ne sue plus parce que sa fièvre ne tombe plus pendant la nuit, et qu'elle est devenue continue.

L'exercice permis aux tuberculeux doit être sagement réglementé par le médecin suivant les cas. Il est une foule d'éléments d'appréciation inhérents au malade qui doivent guider l'ordonnance. Mais il n'en est pas de plus précis que le mode de réaction fébrile des patients. Et le vrai moyen d'agir à coup sûr est de se fier au thermomètre.

Tout tuberculeux en traitement doit avoir son thermomètre à maxima de bonne qualité. Il doit savoir prendre sa température, que ce soit dans l'aisselle ou sous la langue, peu importe, pourvu que ce soit toujours le même procédé qu'il emploie.

Chez l'homme au repos, à l'état normal, sans s'entourer de précautions spéciales consistant à envelopper d'ouate la base de l'aisselle une fois le thermomètre en place, cet instrument accuse en général 36° à 36° 5′ ; parfois moins, parfois un peu plus. On peut, en pratique, considérer comme apyrétique au matin le tuberculeux chez qui le thermomètre dans l'aisselle ne dépasse pas 36° 5″. La plupart des malades considérés comme apyrétiques atteignent 36° 7, 36° 8 le soir.

Tout tuberculeux qui, le soir, aura 37°, sera considéré comme subfébrile. Celui qui aura régulièrement au-dessus de 37° sera tenu comme fébrile vespéral.

Tout tuberculeux qui, fébrile le soir, aura 37° le matin, sera regardé comme fébrile permanent.

En général, l'accès de fièvre du tuberculeux apyrétique le matin, devient évident vers une heure ou deux heures de l'après-midi. Le moment du maximum est très variable, mais existe le plus souvent entre cinq et sept heures du soir.

Dans tout ce qui précède, il ne faut voir qu'une sorte de formule générale, car nombreuses sont les exceptions. C'est au médecin traitant à savoir que certains tuberculeux ne font pas leur chute thermométrique à l'heure ordinaire ; que d'autres atteignent leur maximum vers deux ou trois heures du soir, etc.

D'une façon habituelle, le tuberculeux doit prendre sa température deux fois par jour, le matin entre sept et huit heures, le soir entre cinq et six heures.

En partant de ces principes généraux sur la fièvre des tuberculeux, leur exercice physique peut se régler de la façon suivante :

1° Les malades totalement apyrétiques peuvent marcher à toute heure de la journée, la quantité et la qualité de la marche étant ordonnées par le médecin, sous réserve du contrôle fourni par le thermomètre et par la bascule.

Car si, même avec des promenades bien réglées, le thermomètre accuse le soir une ascension; ou même sans cela, si la prochaine pesée du malade indique une diminution de poids qui n'a pas d'autre cause plausible, il faut conclure que l'exercice est exagéré et il faut immédiatement le restreindre.

2° Le malade fébrile ou subfébrile le soir seulement doit marcher surtout le matin avant le grand déjeuner. Ici encore, cet exercice sera réglé en quantité et qualité par le médecin, et ses résultats seront contrôlés par le thermomètre et par la bascule. Si, avec sa promenade matinale, le tuberculeux n'a pas plus de fièvre le soir, si, l'alimentation étant bonne, le poids du corps augmente, on lui permettra une autre promenade soit de suite après le déjeuner, soit entre deux et trois heures.

3° Le malade à fièvre continue ou mieux rémittente doit être à peu près condamné au repos. Quand il a au-dessous de 37°5″ le matin, le médecin est moralement obligé de lui accorder une courte promenade avant déjeuner, mais tout exercice prolongé lui augmente sa fièvre du soir et tend à rendre cette fièvre continue.

Il faut bien noter que nous entendons par le mot promenade une marche véritable, soutenue, et non pas le petit déplacement répété inhérent à une foule de besoins qui se présentent du matin au soir.

Dans tout ce qui précède, il est principalement question de la marche. C'est qu'en effet chez les tuberculeux l'exercice doit se faire surtout par les jambes.

Il faut supprimer tous les efforts plus ou moins violents, tous les mouvements trop brusques des bras. Les membres supérieurs sont trop près des poumons, ils ont trop d'action sur la cage thoracique et son revêtement pleural. Aussi doit-on s'abstenir de la gymnastique, des armes, etc.

Que de fois n'a-t-on pas vu survenir une hémoptysie chez des tuberculeux qui s'étaient livrés à ces exercices ou à d'autres du même genre! L'un a lancé des boules de neige dans la journée, l'autre a joué au billard *en officier*, suivant l'expression consacrée; un autre a conduit une voiture, et dans un effort pour retenir l'attelage, a craché du sang; un autre a dansé toute une soirée, etc.

Il y a lieu évidemment de tenir compte des coïncidences. Mais le rapport de cause à effet est d'observation si commune que le médecin doit proscrire tous les exercices violents. Si le malade ne tient nul compte de cette défense, au moins n'aura-t-il de reproches à faire qu'à lui-même.

§ 3. — **La cure d'alimentation.**

Le tuberculeux doit manger et beaucoup manger. C'est le complément de la cure d'air et de repos. Nous avons déjà vu que les deux méthodes précédentes avaient pour but, entre autres, de réveiller l'appétit.

Et si malgré cela l'appétit est long à revenir, le malade n'en doit pas moins s'efforcer de prendre le plus de nourriture possible.

Il ne faut pas se dissimuler que c'est là le point le plus ardu de la cure hygiénique de la phtisie.

Nombre de malades ont vu leur affection pulmonaire précédée de troubles gastriques dus aux causes les plus variées. La plupart sont à peu près dégoûtés de tous les aliments imaginables. Lorsque vous dites à ces patients qu'ils doivent arriver à manger plus que lors-qu'ils étaient bien portants, vous passez pour leur demander l'impossible. Et cependant il faut y arriver.

Beaucoup de tuberculeux, après huit ou quinze jours de cure d'air et de repos, repren-nent un appétit formidable. Ils mangeraient du matin au soir. Pas de discussion à avoir avec eux. Mais quelle lutte acharnée il faut soutenir avec les autres!

On doit les convaincre que le vieux dicton, « l'appétit vient en mangeant », a été inventé à leur usage particulier. Et de fait il est applicable parfaitement à beaucoup de malades qui, tout en ayant des fonctions digestives passables, ont perdu l'habitude de manger. Ils n'ont pas d'appétit, par suite de faiblesse générale, par suite du ralentissement de leur assimilation, et aussi parce qu'ils sont devenus trop délicats à force d'avoir été gâtés par leur entourage. Comme ils sont capables d'assimiler, forcez-les à manger, au risque même de quelques repas perdus par regurgitation, et vous les verrez peu à peu s'alimenter comme tout le monde, à mesure que leurs tissus seront mieux nourris. Ils retrouvent l'appétit perdu.

A l'appui de ce qui précède nous pouvons citer une histoire bien intéressante entre autres. Un malade porteur d'une lésion tuberculeuse bien localisée, fébrile matin et soir, soumis à la cure d'air depuis assez longtemps, mais assez sceptique de sa nature, se voyait dépérir avec rapidité. L'appétit était nul, et les aliments étaient régulièrement rejetés. Un beau jour nous fûmes peut-être plus persuasif que d'habitude pour montrer à notre client la pente rapide sur laquelle il s'engageait. Quoi qu'il en soit, très énergique au fond, et convaincu cette fois qu'il était grand temps d'agir, il se mit à ingurgiter des aliments coûte que coûte. Pendant quinze jours au moins, on le vit à chaque repas se lever de la table pour aller rendre tout ce qu'il avait pris. Quelques instants après il revenait, on lui servait de nouveau son repas depuis A jusqu'à Z, et la plupart du temps il gardait ses aliments. Un mois après, il mangeait comme tout le monde et sa fièvre tombait et il engraissait à vue d'œil.

Il faut du courage pour agir ainsi, c'est vrai. Mais il en faut toujours pour se guérir de la phtisie. Les malades énergiques sont toujours les premiers élus.

On attache selon nous une trop grande importance à la classification des aliments d'après la chimie. On calcule d'avance que le tuberculeux doit absorber tant d'azote, tant d'hydrocarbures, par jour, etc., pour se nourrir et se maintenir en bel état d'équilibre organique.

La pratique donne malheureusement de nombreux coups de pieds à ces données théoriques.

La vérité est que les tuberculeux se classent en deux grandes catégories.

D'abord et ce sont heureusement les plus nombreux, ceux que la mauvaise hygiène seule empêchait de manger, et dont les fonctions digestives et l'appétit se réveillent plus ou moins dès qu'ils sont soumis à la cure d'air et de repos, et dès qu'ils se sont abandonnés à la main du médecin. On pourrait les appeler les normaux de la cure. Les uns sont apyrétiques, les autres fébriles, peu importe. Dès le début, le médecin dirigeant les juge capables d'aller de l'avant.

Ensuite il y a ceux dont les troubles digestifs sont plus sérieux, les atoniques et les dilatés de l'estomac, les apeptiques rebelles aux moyens ordinaires, les délicats incorrigibles, les dégoûtés de tout, qui, à force d'avoir été gâtés avant leur maladie, ont vécu de rien, sont devenus tuberculeux, et semblent incapables de l'effort nécessaire pour absorber des aliments. Ce sont les pathologiques de la cure.

Nous ne parlons pas bien entendu des grands cachectiques voués à une mort prochaine dont quelques-uns absorbent encore des aliments qui ne leur servent à rien, car ils n'ont plus rien des phénomènes réguliers de l'assimilation.

Or il faut bien savoir que pour la majorité des tuberculeux, il est tout à fait inutile d'inventer une alimentation spéciale. C'est une grande erreur des familles de croire que pour guérir leur malade il faut lui faire des petits plats, des chatteries, etc., et le gorger d'aliments dits substantiels, viandes saignantes à jet continu par exemple. A ce régime la plupart des tuberculeux capables de s'alimenter perdent l'appétit et l'habitude de manger. Ils chipotent à table, ils croient se nourrir et en somme n'absorbent rien. Une bonne table de famille, des paroles un peu plus senties, et beaucoup d'hygiène feraient mieux leur affaire. Les tuberculeux ont besoin de n'être pas trop gâtés.

Ceux qui sont capables de manger doivent faire trois repas par jour, à la mode française. Les plus vaillants font un goûter l'après-midi.

Le premier déjeuner sera celui de tout le monde, au choix des malades, chocolat, café au lait, thé, cacao, toujours avec du pain, du beurre, etc. ; ou encore une bonne soupe au pain ou des œufs et de la viande froide. On peut varier à l'infini.

Le grand déjeuner doit se composer de plusieurs plats pour que le malade y trouve toujours ce qui lui convient en quantité suffisante. Les viandes y jouent un grand rôle, mais il faut laisser au malade la liberté de manger ce qui lui plaît. Les hors-d'œuvre, les condiments variés, la salade doivent être de tous les repas, leur but étant de faire passer le reste plus facilement. Le vinaigre de vin de bonne qualité est sans contredit le meilleur acide qu'on puisse se mettre dans l'estomac.

Rien n'est plus variable que le goût et les sympathies des malades pour les légumes. Heureusement que les façons de les arranger ne manquent pas, simplement bouillis, ou en purées, sautés au beurre, à la vinaigrette, etc.

En général, dans le monde on attache une grande importance au bon potage gras, au consommé plus ou moins garni de pâtes, de légumes ou de pain. Assurément, de temps en temps, il est agréable de manger un bon pot-au-feu de famille bien parfumé, mais il ne faut pas trop compter sur l'action bienfaisante qui en résulte. Il serait plus sage de ne pas faire bouillir cette belle viande de bœuf et d'en faire manger quelques centaines de grammes à l'état cru à son malade. Nous dirons la même chose pour les thés de bœuf, les jus de viande, etc... Cinquante grammes de pulpe de viande crue seraient préférables.

La plupart du temps, les potages maigres, les purées légères, avec croûtons bien appétissants, fines herbes, etc., seront mieux appréciés et vaudront mieux que le pot-au-feu classique.

Le reste du grand repas du soir se composera des plats ordinaires d'une bonne table, comme pour le déjeuner.

Les malades qui font un goûter dans l'après-midi, parce qu'ils en sentent le besoin, n'ont pas besoin de conseils sur le choix des aliments qu'ils doivent prendre à cette heure. Tout leur est bon.

Les boissons seront laissées au goût de chacun, à moins d'indications particulières du médecin. Les vins blancs ou rouges, la bière, le cidre, le lait, trouvent leur emploi.

Mais à ce sujet, nous ferons deux observations de premier ordre :

1° Le tuberculeux doit s'habituer à boire peu en mangeant. C'est une loi commune à tout le monde d'ailleurs. Moins l'on boit aux repas, mieux l'on digère.

2° Très souvent il suffit de supprimer le vin comme boisson de table et de le remplacer par de l'eau claire, pour voir disparaître comme par enchantement bon nombre de dyspepsies.

Pour notre part, nous avons toujours une série de malades, un tiers au moins du nombre total, qui ne boivent que de l'eau et s'en trouvent fort bien.

En résumé, pour nombre de tuberculeux, il est inutile de chercher une alimentation spéciale ; une bonne table, que leur fait rapidement apprécier la cure d'air et de repos, leur suffit. Ils mangent de tout, beaucoup de tout, et engraissent rapidement.

Mais tous n'en arrivent pas là d'un seul coup. Il y a les traînards de l'alimentation. Ils commencent par avoir besoin d'une alimentation surveillée spécialement. Ou bien mangeant de tout, ils prennent trop peu de tout; ils se maintiennent, mais ne prennent pas de poids. C'est pour ceux-là que les divers procédés de suralimentation relative devront être mis en pratique.

Cela consiste à leur faire prendre soit comme complément de leur repas incomplet, soit entre les repas, des aliments très nourrissants sous le plus petit volume possible.

L'aliment de ce genre qui occupe le premier rang, sur lequel on peut toujours compter, est la viande crue.

Dans le monde on a souvent peur de la viande crue, parce qu'elle est susceptible de donner le tænia. C'est un enfantillage. Car manger un beefsteack cru ou saignant est identiquement la même chose. Or, peu de gens redoutent la viande saignante, sans se douter que pour tuer les cysticerques du tænia de la viande, il faut la faire cuire complètement. D'ailleurs, au pis aller on emploiera la viande de mouton, mais elle est beaucoup moins agréable au goût.

Enfin, l'éventualité d'un tænia n'est point chose si terrible. Car depuis que nous possédons la pelletiérine, c'est un jeu de le tuer et de l'expulser presque à coup sûr en trois heures environ.

Tous les procédés sont bons pour prendre la

viande crue.. En pulpe très fine obtenue au tamis, râpée simplement au couteau, ou seulement bien hachée, chaque malade a sa façon préférée de l'absorber. La plupart du temps, nous la faisons préparer en assez grosses boulettes garnissant le fond d'une assiette. On sert en même temps une tasse de bouillon bien dégraissé. Le malade prend à la cuiller chaque boulette, la trempe dans le bouillon et tout passe fort bien. Inutile d'énumérer tous les artifices de véhicule employés au gré de chaque patient.

La viande crue a cet immense avantage, de se digérer avec une rapidité étonnante. Donnée en supplément du repas ou comme goûter, elle ne gêne en rien, même à doses élevées. Bien souvent, nous en avons fait prendre 150 grammes trois fois par jour à des malades qui n'en mangeaient pas moins à table.

A côté de la viande crue, se placent les poudres de viande et les peptones.

Les poudres de viande ont le défaut d'être supportées en général très peu de temps par les malades. Les boîtes ou flacons débouchés depuis quelques jours, prennent un fumet assez désagréable. Il faut dire qu'aujourd'hui ces poudres de viande pure ou mélangée à des fécules variées sont beaucoup mieux préparées qu'il y a des années.

Les peptones, sortes de viandes toutes digérées, ont la prétention, plus encore que les poudres précédentes, de représenter sous un petit volume, et sous une forme très facilement assimilable, un poids considérable de viande ordinaire. Les peptones de bonne marque sont d'excellentes préparations, que les personnes les plus délicates absorbent avec plaisir en solution dans divers véhicules.

Les œufs représentent également un aliment de premier choix pour la suralimentation, à cause de la facilité avec laquelle on peut les absorber. La plupart des malades les avalent crus ou à peine tiédis, à la coquille ; d'autres n'en prennent que le jaune. Un mets fort délicat et rarement refusé est fait avec un ou deux jaunes d'œuf délayés dans du café noir ou du café au lait sucrés. L'œuf est commode, car on peut l'avoir la nuit à sa portée, et les tuberculeux qui se réveillent plusieurs fois, en absorbent volontiers quelques-uns.

Comme aliments liquides pour la suralimentation, il faut placer en première ligne, le lait de bonne qualité et les bières fortes ou médicamenteuses.

En Allemagne, on a l'habitude de faire rentrer en général le lait de vache dans l'alimentation régulière. Il fait partie intégrante de la nourriture des malades.

Nous regardons le lait comme un des meilleurs auxiliaires de l'alimentation des tuberculeux. C'est un aliment complet, parfait, qui a pour avantage de pousser aux fonctions dépuratives des reins. Mais, à moins d'indications thérapeutiques spéciales, nous ne le prescrivons jamais comme élément régulier de l'alimentation. En revanche, il nous sert à faire de la suralimentation au même titre que la viande crue et les œufs. Nombre de malades d'ailleurs prennent par goût plusieurs tasses de lait entre les repas.

De même pour la bière. En dehors des personnes qui en usent comme boisson de table ou par goût entre les repas, nous l'employons pour la suralimentation. Et alors nous choisissons les bières dites de malt, et mieux encore le stout ou porter, aliment parfait qui donne des résultats admirables quand il est pris à dose élevée.

Vient enfin l'huile de foie de morue, cette drogue merveilleuse quand elle est prise à haute dose, c'est-à-dire lorsqu'elle est bien supportée. C'est à la fois un aliment gras, le plus assimilable peut-être des corps gras, et un médicament dont l'action non douteuse prête à une foule d'interprétations.

L'huile de foie de morue prise à forte dose, six à huit cuillerées à soupe par jour, lorsqu'elle est bien supportée et absorbée, produit de véritables résurrections. Mais il faut qu'elle ne trouble en rien l'estomac, qu'elle ne dérange pas l'intestin et qu'on ne la trouve pas en nature dans les matières fécales.

Tous les médecins peuvent citer des cures merveilleuses dues à l'action reconstituante de ce produit industriel.

On ne saurait dire malheureusement qu'avec de la patience et de l'ingéniosité de la part du médecin, et du courage de la part du malade, on arrive toujours à la faire supporter à haute dose. On n'obtient au contraire un pareil résultat que dans l'infime minorité des cas, quels que soient les artifices employés.

En résumé le tuberculeux capable de manger et de digérer, trouve dans l'alimentation ordinaire de tout le monde, en y adjoignant au besoin les aliments de suralimentation dont les principaux viennent d'être signalés tout à l'heure, tout ce dont il a besoin.

Pour les malades que nous avons appelés les pathologiques de la cure, il faudra souvent renverser les termes de la méthode. Avant de les mettre au régime alimentaire commun, on sera souvent obligé d'employer chez eux à titre d'aliments réguliers les agents que nous employons à titre de suralimentation chez les malades normaux de la cure.

C'est ici que l'ingéniosité du médecin doit entrer en scène. Aux tuberculeux qui ne mangent rien, il faut arriver à faire manger quelque chose. On commence par ce que l'on peut leur faire accepter, par n'importe quoi. Peu à peu les fonctions digestives se relèvent et l'on peut alors choisir les aliments les meilleurs. Mais au début, ce qu'il y a de meilleur, c'est tout ce que le malade peut absorber et digérer. Tous les procédés sont bons. Quelquefois il faut recourir au gavage par la sonde, pour donner le premier coup de fouet aux fonctions d'assimilation.

C'est alors qu'on s'aperçoit que les données théoriques de l'alimentation d'après la chimie se trouvent souvent en défaut.

Nous connaissons un tuberculeux bien guéri depuis plusieurs années, qui, très fébrile matin et soir au début de sa maladie, était dans l'impossibilité absolue d'absorber les aliments ordinaires. Pendant plus de deux mois il s'est nourri exclusivement avec des œufs crus qu'il absorbait au nombre de dix-huit à vingt-quatre par jour ; avec cela une quantité relativement considérable de vin pur de bonne qualité. C'est avec ce régime qu'il a tué sa fièvre et tenu ses bacilles en échec jusqu'au moment où il a pu absorber enfin un peu de pain. Autre fait.

Nous avons eu sous notre direction un malade d'une cinquantaine d'années, homme superbe de stature, de la race de ces individus qu'on croirait destinés à faire des centenaires s'ils menaient une vie régulière. Celui-là, presque grand aventurier, coureur des cinq parties du monde, s'était livré à tous les excès, et surtout à l'alcool. Il nous arriva émacié, tuberculeux fibreux des deux sommets, ne pouvant prendre aucun aliment. Il vivait exclusivement de vin, d'alcools variés et d'absinthe. Il crachait du sang, il en vomissait quelquefois. Pendant plusieurs mois, soumis à la cure d'air et de repos, il se nourrit de viande crue, représentée par un énorme beefsteak qu'il mangeait nature matin et soir, en y joignant quelque peu d'oignon, d'échalote ou d'ail crus également. Du pain et des légumes il n'y a pas à en parler, mais il continuait à absorber des quantités considérables de vin et de grogs au rhum. A ce régime il devint superbe, engraissa d'une série de kilogrammes, nettoya d'une façon remarquable ses lésions pulmonaires, et partit non moins alcoolique qu'à son arrivée, mais absolument transformé.

Nous citerons encore un autre malade qui est arrivé à tuer sa fièvre en absorbant journellement et de façon exclusive, de 450 à

500 grammes de viande crue, mangée nature à la fourchette, et un litre et demi à deux litres de bon lait par jour.

Ces faits comme beaucoup d'autres analogues démontrent qu'en présence des tuberculeux qui ne supportent pas, ou mieux qui n'absorbent pas les aliments ordinaires, il faut instituer un régime quelconque, dùt-il ne pas être en accord parfait avec les données théoriques de la chimie biologique.

CHAPITRE III

LES MÉDICATIONS ANTITUBERCULEUSES.

Il existe, comme nous l'avons dit plus haut, une série de médicaments dont l'action, pour les médecins, est justiciable d'interprétations variées, les uns en faisant des spécifiques, les autres des excitants des fonctions digestives, d'autres les regardant comme de vulgaires toniques généraux. Mais pour les gens du monde, habitués à voir prescrire ces drogues toujours les mêmes à peu près dès que l'on parle de maladie de poitrine, ce sont là des médicaments spécifiques, antituberculeux.

Les plus célèbres sont la créosote et ses congénères.

Au début on les administrait par l'estomac. Mais d'après ce principe que l'estomac est la place forte des tuberculeux et qu'il faut le ménager à tout prix, et d'après ce fait d'observation que nombre de malades ne pouvaient les supporter on les administra bientôt par le rectum en lavement de formule variée. Comme très souvent on irritait ainsi l'intestin, provoquant parfois du ténesme et des selles trop fréquentes, on arriva à les injecter sous la peau dans le double but de parer aux inconvénients précédents et d'avoir une action plus rapide et plus énergique. Tantôt on injecte la créosote seule, tantôt on y joint d'autres principes comme l'eucalyptol, l'iodoforme, etc. Aujourd'hui c'est le gaïacol qui est le plus en honneur.

Quelles que soient les théories sur l'action de ces agents, il n'est pas facile de les juger à leur juste valeur. Nous avons déjà dit que les tuberculoses fébriles s'en accommodaient fort mal en général. Ce qui est un argument contre leur propriété antibacillaire. Dans les tuberculoses apyrétiques les médecins qui voient les choses de sang-froid déclarent qu'à petites doses on en obtient de bons effets sur les fonctions digestives et sur les sécrétions pulmonaires.

Il est une considération dont il faut tenir grand compte dans les appréciations, c'est la suivante : dans la clientèle on trouve deux sortes de malades, les riches et les malheureux. Quel est le médecin qui, recevant un tuberculeux de situation aisée, ne lui ordonne pas de suivre une hygiène spéciale, comprenant

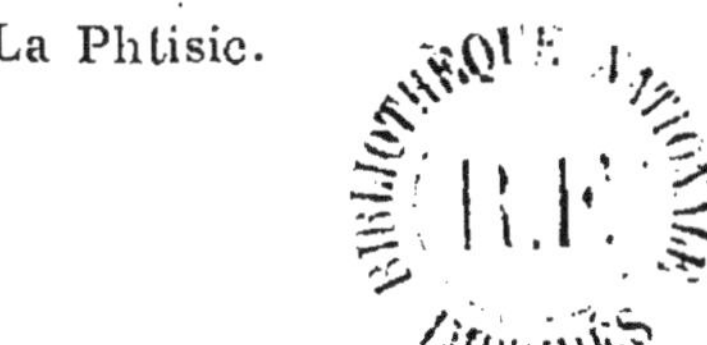

le repos, l'air pur autant que possible, et une nourriture solide, en même temps qu'il lui prescrit la créosote ou ses congénères ? Que d'ordonnances nous avons vues qui comprenaient, il est vrai, la créosote, le gaïacol par un procédé quelconque, mais qui comprenaient aussi la suralimentation par les poudres de viande, la viande crue, l'huile de foie de morue, etc., sans compter les mesures d'hygiène habituelle? Le malade s'améliore, c'est la règle. Mais est-ce la créosote qui l'a amélioré?

Pour les tuberculeux pauvres, l'exemple est encore plus frappant, dans la clientèle hospitalière. Le médecin d'hôpital prend un de ces malheureux phtisiques, encore en état de digérer, mais absolument éreinté parce qu'il n'a pas cessé de travailler, parce qu'il n'a pas mangé, sinon, comme on dit, de la vache enragée depuis des mois. Il lui donne un bon lit, il le met au repos, il lui octroie une nourriture non pas recherchée mais saine et abondante ; une partie de la journée le malade se livre au *far niente* dans le jardin, se laisse vivre sans soucis, se couche tôt et se lève tard. Il prend un médicament, créosote ou autre, par la bouche, le rectum ou par le tissu sous-cutané. En quelques semaines il se transforme, il engraisse, il tousse moins, il est sur pied. En conclura-t-on que la créosote l'a sauvé ?.

Mais à ce misérable famélique vous avez donné à manger, à cet éreinté vous avez donné le repos. Dans ces conditions vous lui auriez donné n'importe quel médicament inoffensif que le résultat eût été le même ou sensiblement, si la créosote a pu jouer un léger rôle dans le relèvement de ses fonctions digestives et dans la diminution de ses expectorations.

On voit combien il est facile de commettre des erreurs d'appréciation en fait de médications antituberculeuses.

Nous tenons à bien faire remarquer que nous faisons ici de la pure critique de bonne foi et non pas du dénigrement de parti pris.

Depuis cinq ans nous dirigeons la cure de nombreux tuberculeux de toute catégorie. Les deux premières années nous avons naturellement sacrifié aux méthodes courantes en administrant la créosote.

Nous avouons sincèrement que les malades curables soumis à ce médicament n'allaient pas plus vite vers la guérison que ceux, fort comparables en tout d'ailleurs, qui n'en prenaient point.

Nous avons observé que le tuberculeux capable de guérir ou susceptible d'une amélioration sérieuse, n'a besoin d'aucun médicament antibacillaire dès qu'il est soumis au traitement hygiénique. L'action sur les voies digestives, l'action sur la sécrétion pulmonaire, qu'à la rigueur on attribue sincèrement à ces drogues variées, il n'y a pas lieu de les leur demander. Les fonctions gastro-intestinales se relèvent, les lésions pulmonaires se nettoient, les crachats et l'oppression diminuent par le seul fait de la cure d'air et du repos. C'en est le premier résultat.

Aussi avons-nous renoncé à peu près à prescrire la créosote et ses congénères à nos malades. Et nos cures n'en ont pas été moins belles. Nos tuberculeux nous en savent gré, car, outre qu'ils vont bien, ils n'ont aucun des petits ennuis de ces médicaments et leur bourse ne s'en trouve pas plus mal, ce qui est à considérer. Pour bien montrer une fois de plus que ce n'est pas là un parti pris, nous dirons qu'en ce moment, sollicité et encouragé par les références de bon aloi que présente un certain dérivé de la créosote, nous sommes en train de l'expérimenter sur une série de tuberculeux.

Nous ajouterons encore que les malades eux-mêmes sont les premiers à demander la suppression de tel ou tel médicament qu'ils prenaient avant d'être soumis à la cure. Que répondre à un tuberculeux qui nous arrive encore tout imprégné par les injections sous-cutanées de créosote, d'eucalyptol ou de gaïacol, qui pendant les premiers jours de repos à la suite de son long voyage a cessé ces injections, et qui de lui-même, huit jours après, se sentant revivre à la cure d'air, nous demande s'il est vraiment utile de se soumettre de nouveau à ce traumatisme journalier?

CHAPITRE IV

LES MÉDICATIONS ANTIFÉBRILES.

En dehors de toute complication, les tuberculeux peuvent avoir deux espèces de fièvre : l'une que nous appellerons la fièvre d'usure ou de surmenage ; l'autre que nous désignerons, avec tout le monde, sous le nom de fièvre tuberculeuse.

§ 1. — La fièvre de surmenage.

Pour la faire bien comprendre de suite, un exemple vaudra mieux que toute description. Un tuberculeux ambulant, comme nous les appelons volontiers, resté jusque-là en liberté, vivant de la vie commune, nous est adressé au sanatorium. Il est encore plus ou moins robuste. Il porte des lésions pulmonaires assez bien localisées en général. La fatigue du voyage aidant, nous lui trouvons le soir de son arrivée une fièvre intense, très souvent le thermomètre marquant dans l'aisselle, 39°, 39°,5. En

l'interrogeant nous apprenons qu'habituellement il se sent chaud tous les soirs et qu'il
sue plus ou moins toutes les nuits.

Nous le laissons coucher la fenêtre fermée
la première ou les deux premières nuits,
comme tous les nouveaux arrivés.

Le premier matin il donne de 36°,5 à 37°,5
au thermomètre. Dans le premier cas il va à
la cure ce jour-là ; dans le second il attend
vingt-quatre heures au lit, et généralement le
surlendemain il atteint sa température matinale normale, qui ne le quitte plus.

Nous le condamnons au maximum de repos
possible à la véranda.

Le premier soir il touche encore 39°, ou
38°,5 ; le second soir il n'a plus que 38° ; enfin,
en cinq ou six jours, au plus, il atteint sa normale le soir, soit 36°,5 ou même 36°,2 sous
l'aisselle.

Il faut ajouter que dès la troisième nuit,
par exemple, sa fenêtre restant ouverte, il n'a
plus sué ; que ses urines, très chargées et hautes en couleur à l'arrivée, sont devenues abon-
dantes, pâles et limpides ; qu'à la cure il n'a
jamais été incommodé par sa fièvre que le
thermomètre seul lui a dénoncée ; que, dès le
troisième jour en moyenne, son appétit est
devenu superbe.

Donc voilà un tuberculeux qui, depuis un

certain temps, traînait une fièvre vespérale plus ou moins intense. Et quatre, cinq, six jours, une semaine au plus de cure d'air et de repos l'ont débarrassé de tout, l'ont ramené à l'état d'apyrexie complète.

Ce tuberculeux avait simplement la fièvre de surmenage. Il avait ce que Peter appelait si bien l'autotyphisation.

En dehors de la tuberculose, cette fièvre-là n'est pas rare. Il est peu d'individus qui ne soient capables de l'avoir, après des fatigues excessives. Mais il y a des personnes qui la font vraiment avec une incroyable facilité. Nous citerons entre autres un de nos anciens clients, homme robuste, de santé admirable, qui chaque fois qu'il faisait une excursion un peu longue, une partie de chasse, était sûr d'avoir, pendant deux ou trois jours, un état fébrile des mieux caractérisés avec tout le cortège plus ou moins inquiétant de l'empoisonnement gastro-intestinal, nerveux, musculaire, etc. Deux ou trois jours de repos complet ramenaient tout à l'état normal.

Cette fièvre de surmenage, il faut croire que les tuberculeux sont bien prédisposés à la faire, car elle est chez eux fort commune.

Elle est variable d'ailleurs, comme intensité et durée.

On l'observe à l'état embryonnaire chez tout

tuberculeux apyrétique, mais à lésions actives, qui se livre un jour donné à un exercice un peu plus prolongé. Le soir son thermomètre marquera 37°,5, quelquefois 38°. Le lendemain il n'y paraîtra plus.

Il est rare que le tuberculeux en liberté ne l'ait pas plus ou moins tous les soirs. La plupart des malades, après un voyage un peu long, ne l'évitent guère.

Nous ne croyons pas l'avoir vue durer plus de huit jours. Quand une fièvre vespérale ne cède pas à la cure sévère en une semaine, il y a grandes chances pour qu'elle mérite une autre étiquette.

Cette fièvre de surmenage est grave chez les malades en liberté, parce qu'il n'y a pas de raison pour qu'elle cesse; parce que, tant qu'elle dure, elle éreinte le patient et l'empêche de manger; parce que, peu à peu, elle se fond avec la vraie fièvre tuberculeuse. Mais elle disparaît dès qu'on la soigne comme il faut.

Or le traitement qui lui convient découle de sa cause même. C'est, nous l'avons dit, le repos. Point n'est besoin d'autre chose.

C'est pourquoi l'on échoue contre elle avec tous les médicaments imaginables, si l'on n'a pas soin d'immobiliser son malade; c'est pourquoi toutes les drogues feront merveille contre elle, du moment qu'on ordonnera d'abord le repos.

C'est cette même fièvre de surmenage qui vient se surajouter à la fièvre tuberculeuse vraie chez les tuberculeux fébriles, lorsqu'après une fatigue quelconque, un voyage par exemple, ou une promenade un peu longue, leur thermomètre accuse le soir un demi-degré ou un degré de plus qu'à l'ordinaire. Nous aurons à en reparler tout à l'heure.

En résumé, la fièvre d'usure ou de surmenage des tuberculeux ne demande l'intervention d'aucun médicament antithermique. *Sublatâ causâ, tollitur effectus.*

§ 2. — La fièvre tuberculeuse.

Celle-là nous ne la décrirons pas, elle est trop connue des médecins et des malades, bien que pas mal de ces derniers, par une sorte de grâce particulière, l'aient parfois bien long-temps sans s'en douter. Dans la phtisie le patient s'habitue à tout ce qui revient tous les jours : c'est une des sources de ses illusions admirables.

Cette fièvre s'appelle tuberculeuse tout sim-plement, mais elle résulte évidemment d'une foule d'actions pathologiques au milieu des-quelles celle du bacille de Koch joue un rôle plus ou moins accentué. Il est bien évident que toutes les associations microbiennes qui, avec ledit bacille, font la phtisie, peuvent revendiquer une grande part dans sa production.

On ne l'observe bien dégagée de tout autre élément que chez le tuberculeux à la cure de repos. Car, nous l'avons déjà dit, les malades en liberté, régulièrement fébriles, ont constamment un supplément de fièvre dû au surmenage.

A leur arrivée au sanatorium on leur trouve une température beaucoup plus élevée qu'ils ne l'auront après quelques jours de cure d'air et de repos, quand ils auront liquidé leur supplément de surmenage.

Jusque-là, comme on peut le prévoir, tous les médicaments antithermiques ont beau jeu pour abaisser la température de ces malades pendant les premiers jours, comme ils avaient beau jeu pour tuer complètement la fièvre d'usure pure et simple.

Mais quand le patient a ramené sa fièvre tuberculeuse à son degré réel et non pas apparent, lorsque les premiers jours de cure ont produit les effets favorables habituels, la question change de face.

Cette fièvre tuberculeuse aucune drogue connue, croyons-nous, ne la fera disparaître. On peut la casser, la modifier, l'abattre momentanément, tout ce que l'on en voudra faire on le fera plus ou moins, car elle se laisse volontiers manier avec nos antithermiques actuels et c'est tout.

La raison en est bien simple. C'est que cette fièvre a sa raison d'être dans l'activité des lésions pulmonaires, qui sont malheureusement en dehors de nos moyens thérapeutiques médicamenteux à l'heure actuelle.

Cette façon un peu cassante de juger l'impuissance de nos antithermiques contre la fièvre tuberculeuse étonnera probablement un peu le lecteur, mais, tout en ne demandant pas mieux que de croire à une fièvre tuberculeuse qu'on a coupée avec des médicaments, nous en sommes, pour nous, encore à chercher une observation probante.

Dans notre pratique, tout ce que nous avons vu qui se rapprochait de ce résultat avait trait simplement à la fièvre de surmenage.

Il faut donc être très sévère dans l'appréciation des faits.

La fièvre tuberculeuse, vraiment tuberculeuse, ayant ses papiers de naturalisation, si l'on peut dire ainsi, ne se coupe pas en huit jours. Nous laissons de côté les complications aiguës, dites poussées tuberculeuses, chez les phtisiques, car il s'agit ici de choses tout à fait différentes.

En réalité la fièvre tuberculeuse cède, comme la fièvre de simple surmenage, à la suppression de sa cause. Et cette cause c'est l'activité de la lésion pulmonaire, et cette activité ne disparaît que par le relèvement de l'état général du malade. Aussi le meilleur antithermique dans ce cas c'est la cure méthodique, c'est le temps qui permet au patient d'être vainqueur dans la lutte antimicrobienne.

Alors quelle est donc l'action des médicaments antithermiques que nous possédons et qui sont journellement prescrits à la plupart des malades ?

Parmi ces médicaments, les seuls à peu près en usage actuellement sont l'antipyrine, l'acétanilide ou antifébrine, et la phénacétine. Leur action est la même, plus ou moins énergique suivant les malades, chaque médicament étant aussi mieux toléré par l'un ou par l'autre. Mais l'antipyrine de Knorr est la plus célèbre de ces drogues.

Tous ces médicaments ont pour effet d'empêcher la fièvre de monter si on les donne au début de l'accès, et d'abattre cette fièvre si, au moment de l'administration, l'accès est déjà avancé.

A dose suffisante l'accès est jugulé, c'est le mot. Au bout d'une demi-heure, quelquefois une heure, la température tombe à la normale et même au-dessous, et cette chute s'accompagne neuf fois sur dix de sueurs d'abondance variable, quelquefois fort pénibles. Souvent c'est là le seul inconvénient, mais souvent il y en a d'autres qui rendent aux patients ces drogues insupportables.

Cet abaissement de température a une durée qui varie de deux à quatre et six heures, pendant lesquelles le malade, s'il n'est pas trop mal en train, peut manger, reposer, ou s'occuper mieux de différentes choses.

C'est déjà très beau, mais très malheureusement cela ne dure pas. Bientôt le malaise de la fièvre reparaît, souvent avec un frisson vrai, et la température remonte, et l'accès revient dans son entier, tel qu'il eût été si aucune intervention n'avait eu lieu.

On peut d'ailleurs couper ce second accès comme le premier. Mais la fièvre reviendra encore, plus tard, dans la nuit, mais elle reviendra.

Et au matin, le malade n'aura plus généralement sa chute normale de température.

Si l'on continue à poursuivre ainsi pendant plusieurs jours les accès de fièvre, à coups de grammes d'antipyrine, l'état fébrile du patient est complètement dissocié, dénaturé : on n'y comprend plus rien.

Le résultat mauvais de cette pratique, c'est

que le malade qui aurait eu un bon accès de
fièvre entre deux heures et sept ou huit heures
du soir, et qui le plus souvent n'aurait pas sué
parce qu'il est à la cure jusqu'à dix heures du
soir et qu'après il couche à peu près dehors,
aura supporté en vingt-quatre heures deux ou
trois suées fort gênantes et aura perdu le
bénéfice fort appréciable de son apyrexie normale sans médicament, soit de huit ou neuf
heures du soir, à onze heures, midi ou une
heure de l'après-midi le lendemain.

Voilà ce qui se passe le plus souvent chez
les tuberculeux fortement fébriles le soir, qui
le matin sont apyrétiques ou à peine subfébriles.

Aussi sommes-nous d'avis qu'on doit en
général laisser tranquillement supporter son
accès de fièvre au tuberculeux, qui montant
tous les soirs entre trois et sept heures à 38°,
38°,4, 39° et même 39°,5, est apyrétique le matin.
Car sur vingt-quatre heures il y en a douze à
peu près pendant lesquelles il ne brûle point.
Ces cas-là sont d'ailleurs très fréquents. Les
malades de cette catégorie, mis à la cure d'air
et de repos, n'en sont bientôt plus vraiment
incommodés, et au besoin ils soupent une
heure plus tard que les autres. Mais combien
y en a-t-il qui dînent parfaitement en marquant
38° sous l'aisselle !

Ce que nous venons de dire des tuberculeux grands fébriles vespéraux, implique naturellement que nous conseillons de laisser plus tranquilles encore les malades petits fébriles du soir. Quel que soit le degré de température atteint vers trois, quatre, cinq heures, par un tuberculeux qui à six heures et demie ou sept heures n'aura plus que 37° à 37°,2, nous abandonnons cette fièvre à elle-même.

Et cela pour les raisons suivantes : le tuberculeux qui, même avec des lésions intenses, n'a qu'un peu d'élévation de température, se débarrassera assez rapidement de cette fièvre par la cure d'air et de repos. Et le tuberculeux qui a des lésions assez localisées, mais dont l'activité s'accuse par un accès violent tous les soirs, comporte neuf fois sur dix un pronostic favorable. Il tuera sa fièvre très probablement à la longue avec la cure d'air et de repos et l'alimentation qui en est la conséquence. Il faut pour lui tout sacrifier au relèvement de la nutrition. Et si, avec son accès du soir, il trouve le moyen de souper, il faut le laisser tranquille.

En principe, donc, nous ne sommes pas partisan des antithermiques dans ces cas-là. Cette conduite est le résultat d'une longue expérience. Cependant nous ne préconisons pas l'abstention absolue dans tous les cas. Il nous arrive parfois de prescrire l'antipyrine et ses congénères, sur des indications toutes particulières, mais ce n'est pas l'intensité du mouvement fébrile qui nous guide alors.

On trouve parfois des malades qui, même à la cure d'air, ne mangent pas le soir, parce que leur accès les gêne trop. Nous leur donnons l'antithermique. Tant mieux s'il est bien supporté, c'est-à-dire s'il n'ennuie pas plus le patient que sa fièvre même. Mais c'est en général pour peu de temps. Car, ou bien le malade en est incommodé pour la nuit et il en demande lui-même la suppression; ou bien, pendant ce temps, la cure d'air fait son effet et la drogue devient inutile.

Nous prescrivons encore les antithermiques aux malades qui ont leur fièvre à une heure anormale, gênante. Par exemple un tuberculeux apyrétique, ou à peu près, le matin, au lieu d'avoir son ascension thermométrique entre trois et six heures, voit paraître subitement son accès vers onze heures ou midi, quand il se met à table. Nous avons observé que ces accès déplacés s'annoncent plus souvent avec un frissonnement désagréable; ils sont généralement peu intenses, comme élévation de température, mais le malaise qu'ils procurent rend le repas fort pénible ou impossible, et les quelques heures qui suivent sont non moins insupportables.

Dans ces cas-là, une dose active d'antipyrine ou d'antifébrine, prise une demi-heure avant le frissonnement, coupe net l'accès et toute sa séquelle. Et comme si ladite fièvre avait vraiment une nature spéciale, elle ne reparaît guère l'après-midi. Le malade déjeune à son aise, et, de retour à la cure, reste à 36°,5 ou 37°,3 ou 37°,4 toute la soirée.

Une autre indication est fournie par certains malades qu'une fièvre même modérée rend fort malaises, les uns par la lourdeur de tête, l'état névralgique, les autres par une sorte d'énervement. L'antipyrine ou ses congénères atténueront ou même supprimeront totalement ces accessoires pénibles de l'élévation de température.

Mais qu'on se souvienne bien que, pour avoir dans ces cas-là tout le bénéfice du médicament sans en subir les inconvénients, il faut l'administrer au moment où l'on suppose que l'accès débute et non pas quand il est déjà évident pour le malade.

On voit que pour les antithermiques, aussi bien que pour les médicaments spécifiques, nous n'avons pas de parti pris absolu. L'observation nous a montré qu'il y avait avantage à s'en abstenir de façon générale dans une foule de cas où ils sont ordonnés, mais nous reconnaissons parfaitement leurs mérites et nous les mettons à profit dans des circonstances particulières.

S'il s'agit maintenant des formes continues ou mieux rémittentes de la fièvre tuberculeuse, la situation devient beaucoup plus difficile ; de même s'il y a seulement une chute voisine de la normale pendant une heure ou deux le matin, car le patient, repris de sa fièvre dès huit ou neuf heures, n'a presque aucun bénéfice de cette rémission momentanée ; trop souvent il en a seulement l'inconvénient, c'est-à-dire la sueur.

Dans ces circonstances il faut s'inspirer des événements. La fièvre étant presque continue, il n'y a pas à craindre de la déplacer d'une façon gênante. Il faut avant tout soulager le malade des malaises de son état fébrile et, s'il ne mange pas, lui procurer des rémissions artificielles de sa température, pour lui permettre de mieux prendre des aliments. Car il ne faut jamais perdre de vue que le tuberculeux à fièvre continue ou subcontinue n'a de chances de se tirer d'affaire que s'il parvient à absorber de la nourriture.

Nous ne saurions terminer ce chapitre sans parler des frictions de gaïacol sur la peau, comme moyen antithermique. Quelle que soit la théorie de leur action, le fait le plus clair est qu'elles peuvent abaisser la température. Nous les avons naturellement employées, et nous regardons leur façon d'agir comme très analogue à celle de l'antipyrine. Mais elle est beaucoup moins sûre.

Nous avons observé, comme pour l'antipyrine, que les frictions de gaïacol abattent la fièvre, mais que celle-ci reparaît au moins aussi gênante quelques heures après.

Il est évident qu'à égalité d'action, chez les malades grands fébriles continus, les frictions de gaïacol trouveront leur emploi fréquent dans les conditions énumérées plus haut, au point de vue des ménagements dont on cherche à entourer l'estomac des patients.

Pour terminer ce sujet et pour mettre en garde de nouveau contre les erreurs d'interprétation, quand il s'agit de juger l'action des antithermiques, nous citerons le fait suivant, qui se rapporte au gaïacol en frictions. Un tuberculeux, porteur de lésions pulmonaires graves, bilatérales, ouvertement condamné à à mort dans un délai voisin, fébrile matin et soir, est envoyé à la cure d'air comme à une dernière chance de salut. L'alimentation était presque nulle, le cas semblait désespéré. Il fut mis à l'aération continue la plus sévère et on lui fit des frictions de gaïacol journellement. Le résultat de ces frictions était fort irrégulier, tantôt agissant, tantôt n'agissant pas, la courbe thermométrique était là pour le démontrer. La suppression de ces frictions, de temps en temps, faisait reparaître la fatale fièvre tuberculeuse nullement modifiée, et les lésions pulmonaires, après le premier nettoyage ordinaire produit par la cure d'air, restaient absolument stationnaires ; de même pour tous les autres signes généraux.

Le mieux ne commença à se manifester qu'après plusieurs mois, quand le malade parvint à absorber 450 à 500 grammes de viande crue par jour. Alors ce fut une résurrection. L'amaigrissement s'arrêta, les urines s'éclaircirent, la température baissa d'abord le matin, pour atteindre au cinquième mois la normale d'abord passagère puis constante ; de 38°,5 à 39° et plus tous les soirs, le thermomètre descendit à 37°2-37°,5. Le malade sortit du lit où il était attaché depuis des mois. A l'heure actuelle c'est, à moins d'accidents imprévus, un tuberculeux très ordinaire en voie rapide d'amélioration. Et les lésions pulmonaires ont suivi la même marche rétrograde.

Voilà donc un malade qui a été frictionné au gaïacol très longtemps. Et ces frictions ont été impuissantes à modifier en quoi que ce soit l'évolution de sa fièvre tuberculeuse, jusqu'au jour où, grâce à la cure méthodique, l'alimentation a pu devenir satisfaisante.

CHAPITRE V

MÉDICATIONS ACCESSOIRES.

Le résumé de tout ce qui précède est que le tuberculeux curable qui *mord* à la cure d'air n'a besoin d'aucune médication.

Mais il y a une foule de prescriptions, de conseils, si l'on veut, qui, n'ayant aucunement la prétention de s'adresser à la cause de la maladie, voire même à la lésion pulmonaire, constituent la médication hygiénique des tuberculeux, car elle fait partie de leur cure d'hygiène. C'est ce que nous appelons l'ensemble des médications accessoires. Nous allons les signaler dans un ordre quelconque, sans prétention à une classification, simplement organe par organe.

§ 1. — Hygiène de la peau.

Le tuberculeux doit entretenir dans les conditions les meilleures ses fonctions cutanées.

Dans ce but, les moyens à recommander sont les suivants :

1° *Les frictions sèches ou humides.* — Ces frictions s'adressent à tous les malades, fébriles ou non fébriles. On les fait le matin ou le soir, matin et soir au besoin. Dans notre pratique nous nous bornons à la friction matinale. Elle doit être faite au lit, au réveil, avant de prendre le petit déjeuner.

Inutile d'insister sur les instruments variés destinés à cette petite opération. Le plus souvent c'est le tampon de flanelle, le gant de laine ou de crin. Le malade se met à nu et le frotteur fait la friction en *longueur*, sur tout le corps, du cou et des bras jusqu'aux extrémités inférieures, en avant et en arrière. La peau doit rougir plus ou moins. L'opération terminée, le malade remet sa chemise de flanelle et s'enfouit sous ses couvertures pendant cinq ou dix minutes, après quoi il déjeune.

Si la friction est humide, on emploie un gant rude quelconque plus ou moins imbibé d'un liquide irritant, alcool pur ou odorisé, vinaigre aromatique, mélange d'alcool et de térébenthine, etc. Nous employons d'habitude l'alcool coupé d'eau de cologne et aromatisé avec l'essence de lavande.

La friction d'abord humide devient sèche à

la fin par évaporation du liquide sur la peau et sur le gant. Le manuel opératoire est identique à celui de la friction sèche.

Le résultat de cette manœuvre, faite le matin, est de donner au malade réenfoui quelques minutes sous ses couvertures, une réaction légère suivie d'une sensation de bien-être général; cela le réveille mieux et le dispose à bien prendre son premier déjeuner.

C'est le meilleur excitant de la peau, c'est le procédé le plus simple pour la maintenir propre chez les fébricitants.

2° *Les bains.* — A moins de contre-indications spéciales et tout à fait rares, que le médecin aura à apprécier pour tel ou tel individu, les tuberculeux non fébriles peuvent être baignés sans aucun inconvénient, et, il faut ajouter, avec avantage.

C'est pourtant une pratique qui est loin d'être acceptée par tous les médecins, sans compter que nombre de malades, imbus du préjugé, y sont assez réfractaires. Quant à nous, nous baignons sans crainte les tuberculeux non fébriles, et nous n'avons jamais constaté que le moindre inconvénient pût en résulter.

Le bain doit être pris de préférence le matin vers dix heures et demie ou onze heures, à la baignoire, dans une salle suffisamment chaude. Il sera simple, plus ou moins médicamenteux, suivant les goûts de chacun approuvés par le médecin. Sa température doit être en hiver de 37°. Nous conseillons de le faire durer dix minutes. Au sortir du bain, le patient est essuyé et frictionné fortement dans son peignoir éponge, et, en quittant la cabine, il doit faire une petite promenade avant d'aller s'immobiliser. Dans ces conditions le bain est une excellente chose et peut être renouvelé toutes les semaines.

3° *L'hydrothérapie vraie.* — Nous considérons que presque toujours les frictions et les bains suffisent amplement à entretenir les fonctions de la peau. Nous ne parlerons pas ici de la douche chaude ou tiède limitée aux membres inférieurs, qu'on emploie pour combattre certains accidents particuliers.

Quant à la douche froide, peu employée en France, envisagée comme moyen hygiénique, nous pensons qu'il faut la réserver pour les tuberculeux en guérison apparente chez lesquels on veut produire un endurcissement énergique. Il ne faut pas oublier que la douche froide, même dans ces conditions, est un agent qui demande à être manié avec prudence et par une main expérimentée.

§ 2. — **Hygiène des voies digestives**

Nous entendons parler ici, non pas des indications thérapeutiques s'adressant à tel ou tel cas de dyspepsie, bradypepsie, asthénie gastro-intestinale, etc., mais bien de ce qui doit être cherché pour favoriser le bon fonctionnement de l'estomac et de l'intestin chez tout tuberculeux.

Nous n'insisterons pas sur la nécessité de bien mâcher ses aliments, et sur cette cause si commune de dyspepsie qui réside dans une mauvaise dentition. Le dentiste doit y remédier, et, à son défaut, les aliments devront être finement coupés pour rendre leur digestion plus facile.

Nous avons déjà signalé pour le tuberculeux qui mange bien, la nécessité de boire peu aux repas, et nous avons dit que nombre de malades dyspeptiques se trouvaient fort bien de boire de l'eau à table. Ils voient ainsi disparaître l'état congestif qui suit trop souvent le repas.

En revanche, il n'y a aucun inconvénient à ce que la plupart des malades, à moins de restrictions de la part du médecin, prennent une fois par jour une tasse de café noir, de thé, de camomille. Les infusions chaudes, en petite quantité, jouent le rôle de précipitants de la digestion. A ce point de vue nous recommandons particulièrement à la fin du repas une tasse d'infusion chaude de marmelade d'oranges, telle que la « Dundee marmelade » des Anglais.

La question de l'alcool, sous toutes ses formes, demande à être étudiée d'un peu près.

Les tuberculeux qui font la cure dans les climats très froids, ou souvent humides et brumeux, comme cela a lieu dans les hautes montagnes ou dans les stations peu élevées des régions du Nord, s'habituent à prendre de l'alcool, souvent même à forte dose répétée plusieurs fois par jour, soit pur, soit mélangé à l'eau ou au lait.

En Allemagne c'est une pratique assez répandue, et les malades ont toujours dans leur poche un récipient spécial contenant une ration d'eau-de-vie.

Il faut convenir que dans les régions très froides, le malade à la véranda de cure, immobilisé souvent à 10° et 15° sous zéro, éprouve le besoin d'absorber un liquide réconfortant, surtout au moment où le soleil disparaît à l'horizon.

Dans les sanatoria de moins grande altitude, construits dans des régions peu ensoleillées en hiver, plus ou moins brumeuses et humides, l'alcool pris pur ou mélangé au lait joue un peu le rôle de ce même liquide et de l'huile pour les habitants des régions voisines du pôle. La plupart des malades s'en trouvent bien pour la lutte qu'ils ont à soutenir, et c'est là une pratique recommandable.

Mais dans les climats plus cléments, dans les pays plus ensoleillés, plus secs, les tuberculeux n'ont nul besoin de cet auxiliaire d'une façon permanente. Dans des conditions analogues, où nous dirigeons la cure des phtisiques depuis cinq ans, nous n'ordonnons jamais l'alcool à titre de méthode suivie.

En revanche nous permettons volontiers, s'il n'y a pas de contre-indication spéciale, que les malades prennent à la fin du repas une et même deux fois par jour un petit verre à liqueur de bon cognac, ou d'un liquide alcoolique de bonne source, comme la chartreuse. Mais, loin d'en faire une méthode, nous supprimons ces liqueurs dès que nous voyons le moindre signe d'intolérance.

Pendant la période digestive, pour les tuberculeux aussi bien que pour les personnes en bonne santé, il n'y a point de règle fixe pour la prescription de l'exercice ou du repos à la cure. La plupart se trouvent bien d'une courte promenade en sortant de table, mais il y en a toujours un certain nombre qui digèrent mieux dans la position couchée ou demi-couchée.

Doit-on permettre ou interdire de fumer aux tuberculeux? Ici encore pas de règle fixe. Il est bien évident que l'habitude distrayante de fumer, à condition qu'elle soit modérée et que la fumée ne soit ni déglutie ni inspirée, ne peut avoir aucune action nuisible sur la tuberculose pulmonaire. En dehors de l'abus du tabac, le seul inconvénient de son usage modéré est l'irritation produite par la fumée sur les voies respiratoires supérieures.

Voici notre pratique à ce sujet. Nous permettons le tabac aux tuberculeux qui savent fumer sans tousser, pourvu qu'ils fument seulement après manger, qu'ils n'avalent pas la fumée, et que cela se passe à l'air libre ou dans une pièce largement ouverte. Qu'ils fument cigare, cigarette ou pipe, peu importe.

Mais le tabac est défendu formellement à ceux qui n'ont jamais su fumer sans tousser, et à ceux qui présentent de la pharyngite irritative ou de la laryngite à un degré quelconque.

Au point de vue des fonctions de l'intestin, il en est des tuberculeux comme des gens bien portants. Les uns ont la défécation facile et régulière, les autres sont habituellement constipés, et l'on voit dans les deux catégories des malades chez qui tout marche à souhait.

Le tuberculeux devant assimiler au maximum possible, un peu de constipation ne lui est pas nuisible. Celui qui digère bien doit aller à la selle tous les jours et avoir des fèces moulées. C'est le meilleur signe de la bonne absorption intestinale.

Il est rare de voir engraisser régulièrement le malade qui a des selles journalières plus ou moins en purée. A plus forte raison ne fait-il rien de bon au point de vue de la nutrition, celui qui a tous les jours de la diarrhée ou seulement deux ou trois selles demi-liquides.

La constipation opiniâtre, qui nous intéresse surtout au point de vue hygiénique, a aussi ses inconvénients et il faut y remédier.

On ne sait pas assez dans le monde, celui des femmes surtout, que neuf fois sur dix, pour obtenir des selles journalières il suffit de vouloir. C'est pourtant la vérité. Le malade qui voudra bien, chaque matin, perdre un quart d'heure de son temps dans l'idée exclusive d'aller au cabinet, sera tout étonné, au bout de peu de jours, d'obtenir le résultat demandé.

Dans l'expulsion des matières il y a deux éléments : d'abord le besoin naturel qui attire l'attention de l'individu à intervalles variables ; ensuite l'ordre cérébral d'expulsion transmise à l'intestin. C'est cet ordre, manifestation de la volonté, que la plupart des constipés ont perdu l'habitude de formuler. Au besoin naturel ils se sont accoutumés à répondre plutôt par l'ordre contraire, les femmes surtout. C'est cette faculté de provoquer l'expulsion qu'ils doivent récupérer par la volonté, par une attention soutenue.

Il est quelquefois utile d'aider à cette fonction journalière et matinale. Boire de l'eau en mangeant y contribue souvent. Il est aussi un moyen simple qui rend des services, c'est l'emploi chaque soir d'un suppositoire au vulgaire beurre de cacao.

Si les tuberculeux, en effet, se trouvent bien d'avoir des matières solides, ils peuvent se trouver fort mal de la rétention de ces matières et des efforts nécessités pour les expulser. Sans compter que la défécation pénible peut provoquer des crachements de sang, ces malades sont souvent hémorrhoïdaires et, par les soins de propreté minutieuse, par un fonctionnement régulier du rectum ils doivent chercher à éviter les complications inflammatoires trop fréquentes dans leur maladie.

Il n'est pas moins utile de veiller à l'hygiène de la cavité buccale et du pharynx.

La bouche doit être entretenue dans le plus

grand état de propreté. C'est élémentaire pour les gens bien portants. C'est au moins aussi important pour les tuberculeux. C'est en effet dans la bouche, le pharynx comme dans les fosses nasales, que séjournent, plus ou moins bien arrêtés dans leur marche descendante, les agents d'infection variée véhiculés par l'air extérieur. C'est dans la bouche que tendent à se former toutes ces putréfactions dues aux mucosités bucco-pharyngiennes, sans compter que les débris alimentaires y apportent leur contingent.

Les malades doivent donc avoir grand soin de leur bouche. Le nettoyage des dents est naturel soir et matin, le soir tout au moins. Mais il faut de plus, après chaque repas, et entre les repas, si l'on boit du lait par exemple, se rincer la bouche, se gargariser la gorge pour enlever tous les détritus alimentaires. Cela a une grande importance en particulier pour les malades soumis au régime lacté. Le lait resté dans la bouche fermente de suite, et il en résulte rapidement un dégoût pour ce liquide.

Nous ne connaissons rien de meilleur et de plus simple pour cette toilette de la bouche et de la gorge, que les eaux alcalines fortes, telles que Vichy, Vals, Le Boulou.

Presque tous les tuberculeux ont à un certain degré de la pharyngite chronique. En dehors des poussées aiguës qui nécessitent un traitement approprié, il est bon, quand ces symptômes pharyngés deviennent gênants, de continue ou par intermittence, que les malades se gargarisent plusieurs fois par jour. Les solutions boratées, phéniquées leur conviennent fort bien.

Il nous arrive assez souvent d'apprendre à certains tuberculeux à se toucher eux-mêmes le pharynx avec un blaireau trempé dans un collutoire approprié.

§ 3. — Hygiène des voies respiratoires supérieures.

Il est très fréquent de voir chez les tuberculeux des états anormaux des fosses nasales. Presque tous ont plus ou moins de rhinite sèche, ils ne mouchent point ou fort peu. En revanche, le matin au réveil leur premier travail est d'avoir une secousse de toux pharyngée destinée à l'expulsion d'une ou de plusieurs grosses mucosités qui pendant la nuit se sont accumulées sur la paroi postérieure du naso-pharynx.

Certains malades ont le nez presque constamment obstrué, dorment en conséquence la bouche ouverte, d'où l'entretien de leur inflammation pharyngée. Il est vrai que les inconvénients inhérents à cette rhinite s'atténuent beaucoup par l'habitude d'être couché la fenêtre ouverte. Mais en général c'est insuffisant comme remède.

Assez souvent au réveil il y a expulsion de mucosités sanguinolentes, en même temps qu'un saignement de nez véritable ou simplement du sang sur le mouchoir si le malade se mouche. Il en résulte de faux crachements de sang qui mettent plus ou moins les patients en émoi.

Nous avons vu plusieurs malades chez qui le diagnostic entre ces crachements de sang venant du naso-pharynx et le crachement de sang venant du poumon ne laissait pas que d'être assez délicat. Évidemment il s'agissait toujours de la présence de ce liquide en petite quantité dans les crachats au réveil ou même dans la journée, et la chose n'était pas grave en elle-même. Mais comme souvent les crachements de sang abondants débutent ainsi, il est important de bien connaître ces fausses hémoptysies pour ne pas s'effrayer inutilement.

Bon nombre de tuberculeux ont donc besoin d'un petit traitement hygiénique de leur naso-pharynx. Ce que nous recommandons en général est fort simple.

L'acide borique porphyrisé, mis sur la muqueuse nasale, a pour propriété de faire sécréter rapidement cette muqueuse.

Au bout de quelques minutes, il se produit une certaine humidité dans le nez et un besoin de se moucher sans éternûment.

Nos malades prisent donc fréquemment de l'acide borique en poudre. Nous leur recommandons d'aspirer doucement d'abord cette poudre par chaque narine; et quelques instants après, ils la font progresser plus profondément par une aspiration plus prolongée, jusqu'à ce qu'il en arrive au fond du pharynx.

En outre, le soir en se couchant, ces mêmes malades s'enduisent l'intérieur des narines avec de la vaseline boriquée. Pendant la nuit, la position horizontale aidant, ce corps gras fuse dans les fosses nasales, les maintient onctueuses et prévient la formation des croûtes.

Dans certains cas enfin, on aura recours aux irrigations nasales faites avec le siphon de Weber. Mais nous conseillons de n'employer que l'eau bouillie salée qui n'offre aucun inconvénient et suffit à remplir la plupart des indications.

Grâce à ces petits moyens fort simples, les malades tiennent leurs fosses nasales perméables autant qu'il est possible.

C'est dans le même but et aussi dans celui d'entretenir un certain degré d'humidité dans les fosses nasales, le pharynx et l'orifice du larynx, sans compter que la trachée et les bronches y trouvent leur compte, que nous recommandons beaucoup les pulvérisations naso-bucco-pharyngées avec respiration complète dans le jet de vapeur d'eau.

Il est facile aujourd'hui de se procurer à prix minime de charmants et excellents appareils à pulvérisation. Aussi les malades ne doivent-ils pas se priver de cette médication avantageuse.

Nous croyons que ces pulvérisations agissent surtout par la poussière d'eau qu'elles permettent au malade d'inspirer, et que leur action est comparable à celle des émollients appliqués sur une région enflammée et douloureuse.

Mais on a l'habitude de faire véhiculer par l'eau du pulvérisateur des liquides médicaments variés. Le tout est qu'ils soient le plus anodins possible.

Nous déconseillons absolument les pulvérisations faites avec des liquides irritants et caustiques, et spécialement avec la créosote à haute dose.

Il fut de mode, il y a quelques années, de faire respirer de temps en temps aux tubercu-

leux de l'air qui avait barboté dans une solution créosotée. Nous avons observé maintes
fois l'apparition de stries de sang dans les
crachats à la suite de quelques séances fort
courtes de ces inhalations. Nous avons mis
hors de doute le rapport de cause à effet dans
ces circonstances.

Nous préférons de beaucoup comme agents
médicamenteux à introduire dans ces appareils
les principes balsamiques, l'eucalyptol principalement.

Dans ces derniers temps on a mis en pratique des appareils très perfectionnés qui
volatilisent et projettent en vapeur sèche ces
divers balsamiques. Il paraît y avoir là un
progrès remarquable pour la méthode des
inhalations médicamenteuses. Mais il faut
attendre que l'expérience ait prononcé sur la
valeur de cette nouvelle médication locale des
voies respiratoires.

En Allemagne on emploie beaucoup un
petit appareil appelé *inhalateur nasal*, dont
l'usage commence à se répandre en France.
C'est un assemblage de deux tubes courts en
aluminium destiné à être introduit dans les
narines où il se maintient de lui-même.

La cavité des tubes peut se charger avec
des liquides volatils variés.

Beaucoup de gens s'imaginent qu'en inspirant par le nez avec cet appareil chargé de liquides antiseptiques, ils se préservent des contagions diverses du milieu où ils se trouvent. C'est beaucoup d'honneur faire à ces inhalateurs nasaux, et c'est aussi les rabaisser que de les mettre au niveau de l'ancienne cigarette de camphre qui préservait de toutes les maladies. Il faut laisser cependant aux malades cette douce illusion, car cela ne peut nuire en rien de respirer des parfums variés au moyen de ces inhalateurs.

Nous trouvons, quoi qu'il en soit, ces petits appareils excellents, non pas dans les rhinites chroniques, mais dans les coryzas aigus ou subaigus, lorsqu'on les charge de menthol; ils trouvent aussi leur indication lorsque l'irritation pharyngo-laryngée s'accompagne de toux spasmodique et de spasmes qui se rapprochent des phénomènes de l'asthme.

Le petit appareil à menthol de Lubet-Barbon rend également des services dans ces circonstances.

Dans l'hygiène des voies respiratoires rentre la gymnastique des poumons.

On peut poser en principe que la moitié des tuberculeux ne savent pas respirer; et ce défaut a dû certainement jouer un rôle dans la pathogénie de leur maladie. Les sommets de leurs poumons ne se sont jamais dilatés, ils sont demeurés presque à l'état de région neutre. Il en est résulté une sorte de terrain vague sur les confins du champ respiratoire, coin perdu, jamais largement balayé par le courant aérien, et dans lequel, comme des herbes de mauvaise nature, les bacilles trouvent leur milieu de végétation.

Il faut apprendre aux malades à faire pénétrer l'air et à le faire circuler dans ces régions pulmonaires ; il faut leur enseigner à se servir de ces sommets dont ils n'ont jamais soupçonné l'utilité et même l'existence.

Nous n'avons pas à décrire les diverses manœuvres employées dans ce but. Mais nous recommanderons un exercice bien simple et souvent bien suffisant pour développer l'amplitude pulmonaire en général et augmenter la perméabilité aérienne des sommets en particulier.

Deux ou trois fois par jour, le malade, assis de préférence, sa montre en main, fait pendant 5, 10 minutes et plus si le médecin le juge convenable, un nombre déterminé d'inspirations régulièrement espacées, soit 10 à 12 par minute. Ces inspirations se font par le nez de préférence, et le patient doit apprendre à les effectuer de bas en haut, c'est-à-dire en amplifiant d'abord les régions inférieures et moyennes du thorax pour ne dilater et élever la partie supérieure de sa poitrine qu'à la fin de l'inspiration, en introduisant lentement et graduellement dans ses poumons autant d'air qu'il peut le faire, sans cependant aller jusqu'à la gêne ou la secousse de toux.

C'est là une manœuvre fort simple et qui s'apprend facilement en deux ou trois leçons.

Chez certains malades rebelles, on ne sait trop pourquoi, à cette éducation, on se trouve bien d'employer concurremment le courant faradique sur les muscles du thorax.

Nous devons déclarer que nous ne sommes guère partisan de la gymnastique pulmonaire combinée avec les mouvements rythmés des bras, comme la pratiquent les élèves d'un gymnase, et que ça et là on conseille aux tuberculeux. Il y a trop de connexions entre la plèvre des sommets et l'insertion des membres supérieurs. Ce genre de gymnastique rentre dans les exercices des bras que nous interdisons aux malades porteurs de lésions actives ou récemment cicatrisées.

§ 4. — Hygiène de la toux.

Tous les tuberculeux toussent plus ou moins. Mais il y a chez ces malades deux sortes de toux, la toux utile et celle qui ne sert à rien.

La toux utile est celle qui a pour résultat d'expulser au dehors le crachat rassemblé en bloc et chassé par l'irritabilité des bronches. Elle est plus ou moins pénible et quinteuse suivant les sujets, et il en est qui ne toussent pour ainsi dire pas pour cracher. Ils ont une simple secousse des bronches, de la trachée et du pharynx et c'est tout.

La toux inutile est celle qui n'a pas pour résultat d'expulser les crachats. La plupart des malades livrés à eux-mêmes prennent l'habitude inconsciente de tousser par quintes dès qu'ils sentent vers le larynx, la trachée ou dans la poitrine le moindre chatouillement. Quelquefois cela se termine par une expectoration, mais trop souvent par rien du tout, sinon une fatigue énorme, de la congestion céphalique, et même par un vomissement. D'autant plus que cette toux soi-disant destinée à faire cesser son chatouillement provocateur a simplement pour effet d'irriter, de congestionner les voies respiratoires supérieures et d'entretenir la quinte. Il n'y a pas de raison pour que cela finisse.

Il est des malheureux tuberculeux qui passent ainsi une partie de la journée et de la nuit, sans pouvoir s'allonger, au milieu de quintes de toux épouvantables. Et la première chose qu'ils disent au médecin c'est que cette toux opiniâtre les empêche de manger et leur fait rendre le peu d'aliments qu'ils prennent.

Comparez à cet état déplorable de beaucoup de malades, ce qui se passe dans les sanatoria. Allez assister à un repas de table d'hôte où 50, 100 tuberculeux sont réunis. Vous entendrez pendant l'heure que dure le repas une, deux quintes de toux, quelquefois pas du tout. Promenez-vous devant la véranda où les malades font leur cure, et vous entendrez fort peu de quintes pénibles, mais bien plutôt des secousses de toux juste suffisantes pour amener les expectorations. Les grandes quintes s'observent surtout chez les malades quand ils *avalent de travers* ou quand ils rient un peu trop énergiquement.

Comment ce résultat remarquable est-il obtenu ? Simplement par la discipline de la toux à laquelle on soumet les tuberculeux dans les sanatoria. En quelques jours on leur apprend à supprimer la toux inutile.

Il suffit pour cela de résister au besoin de tousser. Le malade s'étudie d'une part à ne pas répondre au chatouillement gênant dont nous avons parlé, et d'autre part à retenir la toux lorsqu'il sent que l'expectoration va se produire. Il attend que le crachat se détache seul et n'ait plus besoin que d'une ou deux secousses pour être expulsé.

Et c'est aussi simple en pratique qu'en théorie. Les premiers jours le patient est obligé d'avoir son attention à tout instant éveillée pour cette petite manœuvre, mais bientôt cela devient purement instinctif et inconscient.

Cette discipline de la toux s'acquiert naturellement plus vite dans un sanatorium que si le malade se soigne isolément, car l'exemple des voisins de cure est là qui joue un rôle suggestif dans cette espèce d'éducation. Mais tout tuberculeux de bonne volonté peut y arriver en très peu de temps.

Comme moyen adjuvant pendant les premiers jours, le médecin peut prescrire, espacées régulièrement dans les vingt-quatre heures, quelques doses minimes d'opium qui est toujours le médicament par excellence de la toux. L'opium supprime en effet le besoin de tousser. Au bout de peu de temps il devient inutile et on le réserve alors pour la nuit, chez les malades que leur expectoration abondante réveille quand même trop souvent.

Pour nous nous n'employons jamais d'autre médicament contre la toux que l'extrait thébaïque en pilules d'un centigramme. Nos tuberculeux en ont toujours une boîte sur eux. C'est une excellente précaution, d'abord pour les malades qui ont besoin de diminuer la fréquence de leur toux, et ensuite d'une façon accidentelle pour ceux qui à un moment donné voient apparaître un peu de sang dans leurs crachats. Dans ce cas, en attendant autre chose, ils savent qu'ils doivent prendre de suite quatre ou cinq de ces pilules en même temps qu'ils gardent un repos absolu.

On trouve quelques personnes qui n'avalent que très difficilement les plus petites pilules. Nous les remplaçons alors par une solution d'extrait thébaïque dans l'hydrolat de laurier-cerise au titre de $0^{gr},01$ centigramme par cuiller à café.

L'opium n'est pas seulement le grand re-mède contre les toux des phtisiques ; il a aussi pour action évidente de diminuer l'expec-toration comme quantité, en outre qu'il la rend moins fréquente en diminuant le besoin de tousser.

On a dit beaucoup de bien de ce médica-ment dans la phtisie ; on en a dit aussi du mal. Pas assez de bien, croyons-nous, et beau-coup trop de mal.

On accuse l'opium de couper l'appétit des malades, de les constiper et de leur faire mal à l'estomac. Tout arrive évidemment et l'on trouve des tuberculeux qui sont incommodés de façon ou d'autre par des doses même fai-bles de ce médicament. Mais il faut songer qu'il en est de même pour toutes les drogues, et s'il fallait en supprimer le bénéfice à tout le monde parce que tel patient ne les supporte pas, on ne voit pas trop quel médicament pourrait être employé.

La vérité est que l'opium fait manger beaucoup de malades, parce qu'il supprime la toux pendant et après le repas ; qu'il est excessivement rare de pouvoir lui attribuer des douleurs d'estomac lorsqu'il est absorbé à petites doses répétées ; que nous ne l'avons jamais vu entraver la digestion ; et que chez les tuberculeux ambulants il provoque bien rarement une constipation dont il faille s'occuper.

L'opium est une de ces drogues sur lesquelles on peut compter, et elles sont si rares ! Mais il faut le donner à dose suffisante pour abattre la toux.

Beaucoup de malades, élevés comme tout le monde en général, dans une sainte terreur de l'opium, sont au début assez peu disposés à l'accepter comme médicament. Mais le bien-être qu'ils en retirent de suite les débarrasse promptement de ce préjugé. C'est encore à l'opium que nombre de patients doivent de passer des nuits convenables, au moins au début de leur traitement, non pas tant parce que ce médicament leur apporte le sommeil, suivant sa définition bien connue, que parce qu'il supprime ou diminue la toux et l'expectoration qui les empêchaient de dormir.

§ 5. — Hygiène des crachats.

L'hygiène de l'expectoration doit être envisagée d'abord pour le malade lui-même et ensuite pour les autres.

En premier lieu, les tuberculeux doivent rejeter au dehors leurs crachats. Ordinairement ils n'ont pas besoin qu'on le leur dise, car d'instinct et par goût ils savent fort bien que pour eux-mêmes il est plus propre d'expectorer au dehors que de déglutir les matières plus ou moins purulentes qui viennent de leurs poumons.

Mais parmi les malades qui crachent d'habitude quand ils sont seuls, il y en a qui par une sorte d'amour-propre mal placé se dispensent d'expectorer quand ils sont en société. La manœuvre est d'ailleurs fort simple. Dès que le crachat est arrivé à l'orifice du larynx, un mouvement de déglutition imperceptible le fait passer dans l'œsophage. C'est sale, cela a mauvais goût, mais personne n'y voit rien.

Il y a surtout les malades qui n'expectorent jamais. Le sexe féminin a plutôt la spécialité de cette façon de faire. Au début de sa maladie, quand l'expectoration est insignifiante, on prend l'habitude d'avaler ses crachats, sous prétexte qu'il est sale et inconvenant de cracher; plus tard on continue inconsciemment pour ainsi dire, quelle que soit l'abondance du pus que sécrète la lésion du poumon. Aussi nombre de jeunes filles, jeunes femmes et jeunes gens même arrivent à être gravement atteints par la phtisie sans qu'on s'en doute dans leur entourage. Ils ne crachent jamais!

Pas mal de jeunes malades se donnent cette illusion par coquetterie, tout en sachant fort bien que leur poitrine est touchée.

Ce qu'il faut bien savoir, c'est que le résultat de cette façon de faire est absolument déplorable.

Les crachats du phtisique contiennent des matières putrides qui, arrivées dans l'estomac et l'intestin, altèrent l'appétit, la digestion et donnent la diarrhée fort souvent ; nous avons vu et tous les médecins ont vu des dyspepsies et des diarrhées de tuberculeux s'arrêter dès que les malades accoutumés à déglutir leurs crachats apprenaient à expectorer au dehors. En outre, ces mêmes crachats contiennent des bacilles de Koch. Et il est parfaitement démontré que ces micro-organismes s'ils échappent à l'action destructive des fermentations de la digestion, peuvent se greffer sur l'intestin, produisant ainsi l'éclosion d'une tuberculose de cet organe.

Il y a donc danger pour le malade lui-même à avaler ses crachats. Par conséquent, les tuberculeux, comme nous l'avons dit plus haut, doivent expulser au dehors leurs expectorations.

Jusqu'à l'époque où la contagion de la phtisie fut franchement démontrée et acceptée par les médecins, personne ne se souciait de la destinée des crachats tuberculeux. On crachait par terre, dans son mouchoir, sans s'occuper d'autre chose.

Mais aujourd'hui qu'il est bien certain que l'expectoration des phtisiques est l'agent de la contagion, il est du devoir de tout tuberculeux averti de la nature de sa maladie, de ne pas laisser égarer ses crachats. Et comme ceux-ci contiennent par millions les bacilles néfastes, il ne doit pas, autant que possible en laisser s'égarer même des parcelles.

De là la nécessité pour le malade de la poitrine de cracher proprement et de recueillir ses crachats avec soin.

Il doit se servir d'un récipient quelconque de substance imperméable qui par conséquent se lavera facilement. Le plus simple est d'avoir un crachoir en porcelaine qui sera toujours garni d'une couche d'eau à l'intérieur pour empêcher la dessiccation des matières purulentes et pour faciliter le nettoyage. A la maison, rien de plus facile que d'avoir un de ces instruments par terre ou sur une table toujours à sa portée, jour et nuit.

Mais au dehors la question se complique. Les malades en liberté, avec leur insouciante ignorance, crachent régulièrement par terre ou dans un mouchoir. Les bacilles répandus sur le sol, une fois desséchés, sont disséminés dans l'atmosphère et vont contribuer à la contagion de tout le monde. Les bacilles desséchés dans le mouchoir s'en vont à la maison du malade et servent plus spécialement à contagionner la famille, les amis, le personnel et les blanchisseuses.

Dans les établissements où l'on soigne avec méthode les phtisiques, il en est tout autrement. Là il est interdit de cracher par terre ou dans son mouchoir. Les malades sont tous munis d'un crachoir de poche. De sorte que jamais leurs expectorations ne s'égarent.

Le *crachoir de poche*, qui jusqu'à présent est le seul remède connu à la contagion de la tuberculose, le seul agent prophylactique efficace, nous vient d'Allemagne, du pays naturellement où a été institué avec méthode le traitement hygiénique de la tuberculose.

Nous pensons l'avoir introduit le premier en France en 1889.

Le modèle courant actuellement est celui du grand maître en phtisiothérapie, le docteur Dettweiler de Falkenstein im Taunus. C'est un flacon en verre bleu de forme élégante, muni d'armatures métalliques lui permettant de se fermer hermétiquement, de se renverser sans inconvénient et de se nettoyer le plus facilement du monde.

Étant admis que le tuberculeux est muni de ces crachoirs variés, il faut par sa façon d'expectorer qu'il ne rende pas ces instruments inutiles. Nous voulons dire par là qu'il doit recueillir par leur moyen tous ses crachats sans en perdre des parcelles.

Pour cracher proprement, il doit attendre que toute la matière expectorée soit bien rassemblée dans sa bouche et alors il la projette doucement dans le crachoir. Avec des précautions, il évitera d'envoyer sur ses mains et sur ses vêtements des parcelles égarées, des éclaboussures. Et quand il est à la maison, il pourra même avoir le soin de se rincer la bouche ensuite avec une gorgée d'eau qu'il rejettera également dans le crachoir. Car si, après avoir expectoré, il s'essuie immédiatement la bouche avec un mouchoir, cet objet de toilette sera presque sûrement infecté !

Cette précaution de se rincer la bouche et les lèvres en même temps est surtout importante pour les malades qui ont la manie d'embrasser les enfants ou qui sont susceptibles d'embrasser leurs proches. Car c'est de cette façon que la tuberculose peut se transmettre à la peau du visage.

Il faut avouer qu'au point de vue du séjour des bacilles dans le voisinage des lèvres, l'homme avec ses moustaches est bien plus dangereux que la femme. On peut dire que le tuberculeux qui a de longues moustaches a toujours plus ou moins le pourtour de la bouche infecté de bacilles. Quel que soit le regret qu'il puisse avoir de perdre ces ornements de son visage, il devrait toujours les faire abattre, ou au moins couper au ras de la lèvre supérieure. Dans ces conditions, avec de grands soins de propreté, il réduirait au minimum les chances de dissémination des bacilles.

Les expectorations de la journée et de la nuit ainsi bien récoltées doivent être détruites. Il y a surtout trois procédés pour obtenir ce résultat, les acides violents, le feu et les putréfactions dans les fosses d'aisances fixes.

Il ne faut pas trop se fier aux liquides dits antiseptiques dont on garnit le fond des crachoirs, car les crachats denses, volumineux sont bien lentement pénétrés par ces liquides.

Les acides destructeurs ou autres caustiques sont toujours dispendieux et désagréables à manier pour les particuliers.

Si l'on a des fosses fixes il faut tout simplement y jeter le contenu des crachoirs et l'eau de leur nettoyage.

On peut aussi le verser tous les jours dans un vase imperméable garni de sciure de bois. Il se fait ainsi une pâte que l'on peut brûler de temps en temps dans la cheminée.

Pour nous, ayant à notre disposition une usine à gaz, nous brûlons simplement toutes les expectorations dans le foyer toujours incandescent. Ce procédé simplifie beaucoup la question toujours importante de la destruction des crachats dans les établissements où vivent beaucoup de tuberculeux.

§ 6. — **Hygiène de la sécrétion urinaire.**

Dans la tuberculose comme dans toutes les maladies, c'est élémentaire pour le médecin de surveiller l'état de la sécrétion urinaire, aussi bien au début du traitement auquel on va soumettre le malade que pendant le cours de ce traitement. Il y a là une question de diagnostic dès le début et d'indications pronostiques et thérapeutiques pour la suite.

Il est de toute nécessité de s'assurer que le malade n'élimine ni albumine, ni sucre, pour ne parler que des deux diabètes les plus importants.

A l'époque où nous sommes, où la créosote et ses congénères sont les médicaments couramment employés et à des doses souvent élevées, l'examen des urines est de rigueur à peu près journellement, à cause des renseignements que donne surtout la coloration du liquide pendant un traitement créosoté plus ou moins intensif.

Chez les tuberculeux apyrétiques, une fois que le premier examen des urines a établi leur caractère de normalité ou à peu près, il n'y a plus guère à s'en préoccuper que s'il survient un incident quelconque.

Mais les malades fébriles se préoccupent souvent de la coloration foncée et de l'état trouble de leurs urines, comme des dépôts variés qu'elles forment par refroidissement.

Outre que le médecin doit rassurer son patient en lui disant que cela est le résultat de la fièvre et que tout cela changera dès que cette fièvre se modifiera, il doit aussi puiser dans ces caractères de l'urine des indications pronostiques et thérapeutiques.

Le lait donné comme aliment supplémentaire entre les repas a justement pour effet de faciliter la filtration rénale et par conséquent l'élimination des poisons organiques, d'augmenter la quantité des urines et de les rendre moins hautes en couleur et *moins chargées*, ce qui joue un rôle pour le moral des malades.

Un peu d'eau alcaline naturelle donnée aux repas pendant quelques jours contribuera également à ce résultat.

D'une façon générale d'ailleurs, dès qu'un malade se met au lit pour un incident fébrile quelconque, nous lui faisons absorber dans la journée une dose raisonnable de lait, un litre à un litre et demi par exemple, toujours dans le but de faciliter la dépuration organique par la sécrétion rénale.

§ 7. — Hygiène de la période menstruelle.

Nombre de femmes, sans être tuberculeuses, doivent rester couchées pendant leurs périodes menstruelles. Il est clair que si ces femmes deviennent phtisiques, il ne faut rien changer à cette habitude de leur organisme.

Mais il y a toute une catégorie de tuberculeuses auxquelles il faut imposer le repos complet au lit à l'époque de leurs règles. Ce sont en général les femmes qui, à leurs époques, éprouvent des manifestations plus ou moins congestives vers un organe quelconque hors de la sphère génitale.

Sans entrer dans des détails sur la théorie pathogénique de ces accidents, il suffit de savoir que ce qu'il y a le plus à redouter pendant les règles, ce sont les hémorrhagies pulmonaires, le poumon chez les tuberculeuses étant le point faible sur lequel se porte l'effort congestif.

Nombre de femmes phtisiques ont régulièrement quelques filets de sang dans leurs crachats à chacune de leurs époques. D'autres ont de véritables hémoptysies plus ou moins graves.

Le meilleur moyen de prévenir de pareils accidents est d'imposer le séjour au lit dès l'apparition des règles. Très souvent cela suffit pour supprimer ces crachements de sang périodiques. Mais lorsqu'on a assisté une fois chez une malade à une hémoptysie menstruelle sérieuse, il est bon d'intervenir quelques jours avant l'époque supposée, en imposant le repos tout d'abord et en faisant prendre à la malade les médicaments connus pour modérer les actions circulatoires réflexes d'origine utérine.

L'apparition de la tuberculose chez la femme est souvent l'occasion d'un dérangement dans les menstrues. Il y a tantôt suppression intermittente, tantôt suppression totale, même dans les premières périodes de la maladie. Les femmes tuberculeuses doivent savoir que leurs époques reprendront leur régularité, leur abondance ordinaire, quand se manifestera une amélioration notable de leur état général, à mesure qu'elles marcheront vers la guérison.

Aussi la règle est de s'abstenir de toute intervention destinée tout spécialement à provoquer le flux menstruel.

Il peut arriver cependant que des femmes, n'ayant plus leurs règles depuis plusieurs mois, conservent à chaque époque où celles-ci devraient se montrer, des accidents nerveux et des symptômes douloureux locaux indiquant que le molimen hémorrhagique existe encore. Cet effort de l'organisme qui n'aboutit pas au flux habituel, il est parfois indiqué de l'aider par les moyens externes et internes appropriés sur lesquels nous n'avons pas à insister.

CHAPITRE VI

TRAITEMENT DE QUELQUES INCIDENTS DE LA TUBERCULOSE.

Les tuberculeux en traitement, même les plus curables, même ceux qui font ce qu'on appelle une belle cure et marchent à grands pas vers la guérison, peuvent à un moment ou à un autre être pris de certains accidents ou simples incidents en présence desquels il est nécessaire que le malade, son entourage et le médecin lui-même sachent garder le sang-froid, en un mot ne perdent pas la tête, s'imaginant, la famille surtout, que tout va mal, que tout est perdu.

Nous parlerons en premier lieu des hémoptysies.

§ 1. — Des hémoptysies.

L'hémoptysie est le crachement de sang. Mais on ne donne ce nom à cet accident que lorsque le sang vient du poumon. C'est la vraie hémoptysie. Il faut donc avant tout, chez un tuberculeux qui a du sang dans ses crachats, savoir si ce sang provient vraiment de la poitrine. Et il n'est pas toujours si facile à première vue de se mettre à l'abri des causes d'erreur.

Certains malades ont des gencives fragiles, et sans en avoir conscience, le matin au réveil, les font saigner, d'où des crachats colorés. Il suffit dans ce cas de constater que le sang ne fait pas partie intégrante du crachat, qu'il est contenu plutôt dans la salive plus ou moins mousseuse, et qu'enfin les gencives sont saignantes à la volonté du malade qui, sans tousser le moins du monde, peut fournir une nouvelle quantité de salive colorée.

D'autres malades, surtout au réveil, mais aussi bien dans la journée, expulsent des mucosités pharyngées purulentes et sanguinolentes. Généralement c'est la rhinite chronique qui en est la cause. Pendant la nuit le sang, exsudé en arrière des fosses nasales, se mélange au mucus, ou l'enveloppe de stries colorées, et cet enduit glisse au voisinage du larynx. Au réveil tout est expulsé par le patient au moyen d'une secousse de toux qu'il prend de bonne foi pour de la toux pulmonaire.

D'autres mouchent un peu de sang, et en même temps crachent des mucosités sanguinolentes.

D'autres ont de la pharyngite, de l'amyg-
dalite chroniques ; une mucosité ou un peloton
caséeux se détache en produisant un peu
d'éxsudation sanguine.

D'autres ont la marge du larynx enflammée
et dans un effort de toux s'excorient légère-
ment la muqueuse.

Dans toutes ces circonstances, le diagnostic
n'est pas difficile en général. Mais il peut arriver cependant que, malgré un examen appro-
fondi, le médecin hésite sur la provenance du
sang.

Toutes les fois qu'il persiste un doute dans
son esprit, il doit ordonner les mesures de
prudence qu'on prescrit en cas d'hémoptysie
vraie.

Les crachements de sang venant du poumon
sont monnaie courante chez les tuberculeux.
C'est un accident qui, par lui-même, n'a pas
en général grande valeur mais qui, par sa nature, est toujours plus ou moins effrayant, et
frappe vivement le malade et son entourage.
L'effet moral produit est toujours considérable. Il est bon de dire qu'avec l'habitude
on s'y fait comme à tout, et que bien souvent,
après deux ou trois hémoptysies, les patients
en prennent courageusement leur parti, ce qui
est une excellente chose.

Dans le monde on attache aux crachements

de sang une valeur pronostique importante. Cela est si vrai que nombre de malheureux phtisiques guettés par la mort racontent avec satisfaction à leur médecin que leur cas n'est pas grave car, disent-ils, ils n'ont jamais craché le sang. La vérité est que dans la phtisie on meurt parfaitement sans en avoir jamais vu dans ses crachats, de même qu'on guérit fort bien tout en ayant eu des hémoptysies par douzaines.

Il faut savoir que chez le tuberculeux cet accident peut survenir sans cause apparente. Chez le malade en équilibre parfait, aussi bien au repos, à la cure, au lit, au milieu du sommeil, qu'après l'exercice corporel, le sang peut se montrer dans les crachats. Il ne faut pas toujours s'évertuer à trouver une cause évidente.

Cependant il est incontestable que la cause palpable, provocatrice, existe souvent. Un tuberculeux crache du sang parce qu'il fait un exercice violent du bras; parce qu'il a chanté ou ri trop fort, ou tout simplement causé avec trop d'ardeur; parce qu'il est resté exposé aux rayons du soleil ardent sans se garantir la tête et les épaules; parce qu'il a fait un trop bon dîner accompagné de libations inaccoutumées; parce qu'il a sacrifié à Vénus ou simplement subi l'excitation platonique d'une aventure amoureuse; parce qu'il a monté à cheval, conduit une voiture ou couru la bicyclette, etc.

Mais si l'on est disposé à appliquer un certain caractère de traumatisme à ces hémoptysies, il ne faut pas oublier que d'autres sont fonction de modifications locales dans la lésion pulmonaire et peuvent être alors purement spontanées. Tantôt à la suppuration il se mêle un peu de transsudation sanguine; tantôt il se fait une hémorrhagie vraie avec infiltration de sang dans le parenchyme pulmonaire; tantôt un vaisseau s'ulcère et se rompt; tantôt et plus rarement c'est l'ouverture d'une poche anévrysmale développée sur les branches de l'artère pulmonaire.

De là une série de variétés de crachements de sang.

Très souvent les malades rendent quelques crachats piquetés de rouge ou enveloppés d'une couche de sang rutilant, et c'est tout. C'est ce qu'on appelle une fausse alerte.

Souvent aussi le sang apparaît dans une série de crachats pendant une heure ou plusieurs heures, sans que la toux soit plus fréquente, et tout s'arrête brusquement, les crachats incolores habituels remplaçant l'expectoration colorée. Cet état peut durer plus longtemps, plusieurs jours même, sans autre symptôme. Pas mal de tuberculeux insouciants se promènent en crachant plus ou moins rouge pendant plus ou moins longtemps. C'est ce qu'on appelle avoir le sang à la bouche.

Dans d'autres cas le sang vient pur. La toux est fréquente, le malade a la sensation d'un ronflement dans un point de la poitrine, généralement derrière le sternum, sensation qu'il n'oublie plus une fois qu'il l'a éprouvée. Le sang monte à la bouche, rejeté par des secousses régulières du thorax. C'est là l'hémoptysie vraie, celle qui frappe vraiment le moral des patients.

Cet écoulement du sang dure plus ou moins longtemps, quelques minutes, un quart d'heure, puis les secousses d'expulsion se ralentissent, le ronflement intra-thoracique s'arrête, le sang liquide et rutilant est remplacé par quelques caillots plus ou moins bien formés rendus par intermittences. L'hémoptysie est arrêtée.

Souvent l'accident se borne à cette crise; souvent aussi l'accès recommence après un repos de durée variable. Le sang revient plusieurs fois dans les vingt-quatre heures, et plusieurs jours de suite au besoin. Dans les intervalles des crises l'expectoration reste rouge ou noirâtre. Enfin les crachats se décolorent peu à peu pendant quelques jours. C'est la période de nettoyage de l'infiltration sanguine dans le foyer pulmonaire.

A la suite de cet accident, le malade conserve une faiblesse plus ou moins marquée, due en partie à la perte de sang quand elle a été abondante, mais en partie et le plus souvent seulement à l'immobilité au lit, à la fatigue de cette immobilisation un peu forcée, et à la secousse morale du début, sans compter que pendant l'accident il s'est moins abondamment nourri.

En général l'hémoptysie est apyrétique. Pendant le crachement de sang, le pouls s'accélère et quelques heures après le thermomètre accuse quelques dixièmes de degrés de plus qu'habituellement. Mais ce sont là des phénomènes plus nerveux qu'autre chose. Quelquefois la période de nettoyage pulmonaire s'accompagne de fièvre véritable, de courte durée d'ailleurs.

Il faut être prévenu que l'hémoptysie, comme tous les incidents à choc nerveux, provoque l'apparition fréquente de certains phénomènes qu'on attribue à l'inhibition.

Nous signalerons seulement l'aphonie passagère ou plus ou moins persistante, disparaissant brusquement comme elle est venue, et la rétention d'urine passagère également. Cette dernière est beaucoup plus rare. Nous avons récemment observé un malade qu'on fut obligé de sonder pendant vingt-quatre heures à la suite de deux hémoptysies apparues à six mois de distance l'une de l'autre.

Ces rétentions d'urine sont évidemment de la même famille que celles qu'on observe après des traumatismes variés portant d'ailleurs sur n'importe quelle partie du corps. En 1878, nous avons publié dans les *Archives de méde-cine* une collection de faits de ce genre.

Ce sont là les formes bénignes de l'hémoptysie. Il y a encore les formes graves et mortelles.

Les unes sont graves par la quantité de sang perdu, par leur durée, par la fièvre qui complique leur disparition.

Les autres sont graves parce qu'elles font partie d'un cortège symptomatique de mauvais augure. Il y a des formes de tuberculose qui s'accompagnent de crachements de sang presque continuels. Même au repos parfait ce liquide reparaît à tout moment dans les crachats, et souvent avec des exaspérations fébriles.

Il y a enfin les hémoptysies foudroyantes. Quel que soit le processus anatomique qui y préside, apoplexie pulmonaire, rupture d'un gros vaisseau ou d'un anévrysme, l'effet est terrifiant. En quelques secondes, quelques minutes ou plus, le poumon s'emplit en même temps que le sang sort à flots par la bouche et les fosses nasales. C'est la mort presque foudroyante.

Il faut signaler enfin une dernière variété d'hémoptysie fort intéressante. Il y a des tuberculeux qui, avec ou sans fièvre, ont presque constamment le sang à la bouche, parfois du vrai sang, mais plutôt des crachats purulents uniformément colorés en rouge orangé ou brunâtre. C'est ce que nous appelons les expectorations briquetées. De temps en temps le sang pur y apparaît en pointillés, en filets ou en plaques, et assez fréquemment il s'y joint une hémoptysie vraie.

Ces faits-là ne sont pas rares. Et règle générale ils sont dus à une faute d'hygiène. Les expectorations briquetées à jet continu s'observent le plus souvent chez des tuberculeux qui ne prennent point le repos nécessaire. Chaque fois que nous avons mis à une cure sévère des malades de ce genre, les crachats briquetés ont disparu en peu de temps.

Cette variété de crachats peut d'ailleurs se montrer à titre d'incident passager chez des tuberculeux soumis à une excellente hygiène. Le matin au réveil ils peuvent rendre quelques crachats teintés en rose ou en brunâtre, sans que rien l'ait fait prévoir, et tout se borne là.

Et, à ce sujet, nous devons signaler un fait

qu'il est bon de connaître afin de se mettre à l'abri d'une erreur, dont le résultat serait de condamner au lit un malade qui n'en a nul besoin. Par périodes de plusieurs jours, certains tuberculeux à expectoration abondante rendent des crachats purulents qui, parfaitement blancs ou gris verdâtres pendant le jour, prennent à la lumière de la bougie ou de la lampe une teinte rosée des plus nettes. Il y a là évidemment quelque chose d'analogue au dichroïsme de la bile, mais sans nous occuper plus longtemps de la cause du phénomène, nous dirons que jamais nous n'avons eu à y attacher une importance quelconque.

En présence d'une hémoptysie, que faut-il faire ?

Certes les médications ne manquent pas, et tout ce qu'il est possible d'imaginer a été un peu employé pour combattre le crachement de sang comme pour guérir la phtisie. D'où les sceptiques concluent volontiers que rien n'est efficace. C'est aller un peu loin.

La vérité est que si d'un côté les hémorrhagies causées par les grandes apoplexies du poumon, par la rupture d'un gros vaisseau, ou d'un anévrysme pulmonaire sont au-dessus de nos moyens, d'un autre côté les hémoptysies ordinaires s'arrêtent d'elles-mêmes la plupart du temps. De façon que si l'emploi d'un remède paraît contribuer à cet arrêt dans un cas donné, on est souvent en droit de se demander si ladite hémoptysie n'aurait pas cessé ou n'a pas cessé d'elle-même. De là aussi les succès merveilleux de toutes les médications et les statistiques étonnantes rapportées par une foule d'auteurs concernant des hémoptysies arrêtées en quelques instants par tel ou tel médicament interne ou externe. Cela explique également que chaque médecin a sa méthode thérapeutique préférée pour tous les crachements de sang, laquelle lui réussit dans tous les cas.

Nous ne chercherons pas à savoir pourquoi une hémoptysie s'arrête. C'est un problème assez ardu de comprendre pourquoi chez un tuberculeux en hémoptysie répétée par crises tous les jours, deux fois par jour, on voit l'hémorrhagie survenir dans le repos le plus absolu, tandis que ce même malade quelques instants avant aura supporté l'effort de la défécation, par exemple, sans qu'il en soit rien résulté !

Constatons le fait d'observation journalière et voyons la conduite à tenir en présence d'un crachement de sang.

Il faut à la première menace d'hémoptysie mettre le malade au lit, au repos le plus parfait dans une chambre où l'air se renouvelle toujours frais, ce qui est le cas pour les tuberculeux à la cure ; il faut lui administrer de suite quelques centigrammes d'opium pour abattre la toux ; il faut lui recommander de garder le silence absolu, de retenir sa toux ; il faut consigner sa porte. Il doit manger et boire froid ; le mieux est de supprimer les potages, chauds en masse, et par suite dangereux. Si le besoin d'aller à la selle s'impose, il doit y aller en faisant le minimum d'efforts possible.

Nous ne voyons aucune utilité à gorger les malades de glace ou de boissons glacées qui ont trop souvent pour effet secondaire des réactions congestives.

Quand l'accident se borne à la menace, les crachats colorés disparaissent en quelques heures. Pendant un ou deux jours on maintient le malade sous l'influence de l'opium à raison de 1 centigramme toutes les deux heures pendant le jour et au moment des réveils pendant la nuit. Lorsque depuis quarante-huit heures les crachats sont parfaitement blancs, le patient peut se lever et reprendre sa cure qu'on maintient plus sévère les premiers jours.

Lorsque les expectorations simplement sanguinolentes continuent un certain temps, le traitement ne varie pas. Le malade au lit attend patiemment le retour des crachats blancs. Il est prudent de surveiller matin et soir la température. Quant à l'auscultation dans ces cas-là nous la considérons comme parfaitement inutile et souvent nuisible. Elle n'apprend rien, ne sert à rien, et a l'inconvénient de secouer le patient et de le forcer à respirer de façon plus active, ce qui provoque la toux. En arrivant auprès d'un tuberculeux qui crache du sang, la première chose qu'il ne faut pas faire c'est l'ausculter. En résumé il faut pratiquer l'expectation le thermomètre en main.

Cependant quand les crachats sanglants continuent pendant quelques heures, nous avons pour habitude de prescrire une potion d'ergotine Bonjean à 3 ou 4 grammes véhiculés dans un mélange de sirop de ratanhia et d'eau distillée. Devant un accident qui effraye toujours le patient il ne faut pas se laisser accuser d'inactivité. Dès que les crachats sont redevenus blancs depuis trois ou quatre jours, le malade peut se lever quelques heures.

En présence de l'hémoptysie sérieuse, alors que le liquide coule par saccades de la bouche du malade, la présence du médecin joue le plus grand rôle dans le traitement. Tant que le sang coule il ne doit pas quitter le chevet. Un tuberculeux qui a une hémoptysie vraie, surtout pour la première fois, ne fait que des sottises et son entourage avec lui. Il s'agite, secoue la tête, tousse violemment, s'assied, se recouche, parle, geint, veut s'essuyer la bouche, etc., toutes manœuvres déplorables. Autour de lui on lui tient la tête, fort mal généralement, on court, on crie plus fort encore, la chambre s'emplit de monde, on le force à parler s'il veut se taire, et surtout on le remue à tout instant pour lui appliquer ou lui faire prendre une foule de panacées contre les hémorrhagies, tas de drogues qui n'ont rien à voir dans l'affaire.

Tandis que le médecin s'installe à son chevet, garde son sang-froid même dans les cas graves, lui tient le pouls constamment, lui présente le crachoir, le force doucement à se tenir assis, immobile, soutenu par des oreillers, lui parle bas, lui dit de bonnes paroles, l'empêche de répondre au moins à haute voix, lui donne de l'opium, lui fait au besoin une piqûre de morphine pour abattre le réflexe pulmonaire, lui fait boire quelques gorgées d'eau fraîche, et l'on attend ainsi que le sang cesse de couler, ce qui n'est pas long en général.

Alors dès que le sang ne vient plus que par crachats isolés plus ou moins coagulés, on fait coucher à demi le malade, bien soutenu

par des oreillers, on lui prescrit son régime
de pilules d'opium, de potion ergotée, et
d'alimentation, et on laisse près de lui un
garde-malade chargé de consigner la porte,
de faire tout ce qu'il faut au patient sans cau-
ser, d'empêcher celui-ci de parler, de lui présenter le crachoir, de le faire boire et manger,
et de vous appeler si l'écoulement de sang
recommence.

C'est là le tableau le plus ordinaire de
l'hémoptysie vraie et c'est la conduite autant
morale qu'autre chose que nous conseillons
de tenir.

Lorsque l'hémorrhagie après une seule ou
plusieurs crises semblables s'est arrêtée, il
faut surveiller le patient et le traiter comme
nous l'avons dit plus haut, pendant la période
du nettoyage pulmonaire.

Il y a des cas plus embarrassants cependant. Le malade est mis dans les meilleures
conditions, et l'écoulement saccadé ne s'arrête
pas, alors que la quantité de sang rendu est
déjà assez abondante. Il faut à ce sujet se
tenir très en garde contre les appréciations de
l'entourage. On vous annonce volontiers des
cuvettes de sang expectoré. La vérité est que
l'hémorrhagie capable de remplir trois ou quatre
crachoirs de cure ordinaires, abstraction faite
de la mousse toujours abondante, doit être

déjà regardée comme importante. Le médecin doit donc s'en rapporter à ses propres yeux pour juger la question. D'ailleurs il trouve dans l'aspect et les symptômes présentés par le malade des éléments de pronostic suffisants.

Quoi qu'il en soit, quand l'hémorrhagie devient inquiétante, il ne faut pas rester inactif. La glace donnée à l'intérieur par petits morceaux, ou appliquée sur certaines régions reconnues pour fournir des réflexes intenses, comme les parties génitales, sont des pratiques très recommandables ; de même les bandes compressives appliquées à la racine des membres ; l'injection sous-cutanée d'ergotine.

Il faut s'attendre d'ailleurs à voir tout réussir pour arrêter une hémorrhagie, car les choses les plus anodines arrivent souvent au moment propice où le sang cesse de couler spontanément. Ce qui n'est pas une raison pour s'abstenir d'employer les remèdes courants.

Mais dans les cas graves, ce qui sera le plus souvent couronné de succès, c'est la secousse nerveuse produite par l'ipéca ingurgité à la dose de 2 ou 3 grammes à quelques minutes d'intervalle.

Il faut seulement être prévenu que les premières secousses de vomissement peuvent s'accompagner d'un rejet plus abondant de sang rouge ou déjà noirâtre, et ne pas s'effrayer de ce premier résultat.

L'ipéca nous a toujours réussi dans les hémoptysies graves. Nous nous souvenons surtout d'avoir rappelé à la vie un malade dans les circonstances suivantes. C'était un tuberculeux fébrile à hémoptysies fréquentes. Pendant une de ces crises, le poumon gauche s'emplit de sang. A l'auscultation, silence presque absolu de ce côté. La toux, impuissante à expulser le liquide, avait cessé, et nous étions en présence d'un malade déjà refroidi, presque sans pouls, à l'agonie. Deux grammes d'ipéca avalés coup sur coup dans de l'eau tiède provoquèrent une secousse énorme de vomissement en quelques minutes. Un flot de sang noir fut expulsé, la toux reparut, on aida au réchauffement du corps, et le malade était sauvé.

Après une hémorrhagie grave, il faut s'attendre à une période de nettoyage pulmonaire assez longue, quelquefois de huit jours, sans compter qu'un peu de fièvre, de suppuration peut apparaître. De là la nécessité d'une surveillance active de la part du médecin, et l'urgence de maintenir plus longtemps le patient au repos.

Pendant la durée d'un accident hémoptoïque, de quelle façon faut-il alimenter les malades?

Dans les petits crachements de sang, nous n'avons jamais eu à nous plaindre de ne rien changer à leur régime. Ils mangent au lit suivant leur appétit, s'abstenant seulement de potages chauds et de tout ce qui peut former masse de température élevée dans l'estomac.

Dans les hémoptysies plus graves, tant qu'il y a menace d'écoulement, ce qui répond le mieux à l'état moral du patient, c'est le régime lacté. Mais dès que les crachats sont purement de nettoyage, il faut le remettre à sa nourriture habituelle, suivant son appétit. Le régime lacté continué une série de jours a pour inconvénient de contribuer à produire une constipation pénible, déjà trop favorisée par le séjour au lit, par l'opium ou les injections de morphine.

Nous avons pour habitude de chercher la constipation les premiers jours, pour éviter les mouvements nécessités par la défécation, même avec l'emploi du bassin. Et nous prescrivons de toute façon les suppositoires au moins le soir, pour faciliter l'expulsion des matières.

En résumé, en présence des hémoptysies, il faut au médecin beaucoup de sang-froid et de prudence. Il doit communiquer sa confiance au malade pour obtenir de lui une docilité absolue.

§ 2. — Les douleurs thoraciques chez les tuberculeux.

S'il est vrai en général que les phtisiques ne souffrent point, il n'est pas moins vrai que maintes fois ils se plaignent, ou par intermittences, ou de façon assez suivie, de douleurs thoraciques.

Les uns ont pendant longtemps une douleur sourde, une sorte de courbature dans la région de l'épaule du côté malade, le plus souvent en arrière vers l'épine de l'omoplate. Il est rare dans ces cas de constater de vrais points névralgiques. C'est une sensibilité spontanée ou provoquée et aggravée par les mouvements de l'épaule, sensibilité analogue à celle qu'on développe en percutant ou en pressant avec le doigt les régions sus ou sous-claviculaires du côté malade.

Lorsqu'en présence d'un patient de ce genre on a bien éliminé les douleurs musculaires ou autres d'origine rhumatismale qui se voient chez les tuberculeux comme chez n'importe qui; lorsqu'on a constaté que cette douleur est durable, et non pas due à une courbature passagère, à une mauvaise position pendant le sommeil, il faut tranquilliser d'abord le malade, et agir sur son moral, car il n'y a pas trop à compter faire disparaître ce symptôme à volonté.

Il faut convaincre le patient que cela n'a rien de grave, que ce n'est pas le signe d'une complication ni d'une aggravation de la maladie; que ces douleurs sont dues aux adhérences de la plèvre autour de la lésion pulmonaire, qu'elles font partie intégrante de cette lésion, et qu'il faut s'armer d'un peu de patience en attendant que l'amélioration du poumon se produise; qu'enfin ces douleurs ne durent pas toujours, qu'elles viennent et qu'elles s'en vont, etc.

Ce qui n'empêchera pas le médecin d'employer les remèdes reconnus utiles dans ces cas-là, par exemple les badigeonnages iodés, les applications calmantes, les révulsifs et surtout les pointes de feu. Parfois l'enveloppement de l'épaule avec une couche d'ouate soulage beaucoup. D'autres fois on poursuivra avec avantage ces douleurs au moyen des mouches de Milan répétées.

D'autres malades se plaindront de douleurs à caractères plus nettement névralgiques, à une hauteur variable de la poitrine. Le plus souvent c'est en arrière, le long de la colonne vertébrale, et plus ou moins bas dans la ligne axillaire.

Tantôt c'est une douleur lancinante toute passagère, se réveillant spontanément ou sous l'influence de la toux, du rire, de la respiration plus intense, pendant la marche par exemple.

Encore ici faut-il rassurer son malade qui, si le phénomène est nouveau pour lui, s'imagine volontiers qu'une complication vient d'éclore dans sa poitrine. Il faut lui démontrer que ces points névralgiques sont causés de temps en temps par l'irritation des nerfs intercostaux touchés par les adhérences de la plèvre, etc. Et pendant ce temps il faut examiner avec soin la poitrine du patient, prendre sa température, et s'assurer qu'il n'est rien survenu de nouveau.

Lorsque ces points névralgiques persistent plusieurs jours, ils sont souvent produits par des fusées de pleurite sèche. A l'auscultation on trouvera parfois un petit foyer de frottements dans un point de la plèvre où il n'y en avait pas auparavant.

L'apparition de ce phénomène d'auscultation avec la moindre élévation de température, surtout matinale, impose le séjour au lit. C'est le meilleur moyen de mettre en immobilité relative le poumon correspondant. Tous les exercices en effet accroissent la douleur et ne peuvent qu'entretenir sinon donner plus d'importance à sa cause.

En cas de douleur bénigne, assez tolérable, les cataplasmes sinapisés au tiers ou à moitié de farine de moutarde, une mouche de Milan suffiront pour produire une révulsion utile.

Comme médication interne contre les points de côté névralgiques, c'est encore l'antipyrine qui réussit le plus souvent.

Nous avons employé bien des fois les ventouses sèches sur la région douloureuse, sans en retirer grand bénéfice. Nous n'en dirons pas autant des ventouses scarifiées beaucoup plus efficaces. On craint en général de retirer un peu de sang aux tuberculeux, mais à tort. Il n'y a qu'à considérer combien peu ils sont troublés physiquement par des hémoptysies légères.

Aussi chez les malades assez robustes qui présentent une douleur costale violente, surtout si l'on pense qu'il y a au fond de cette douleur un peu de pleurésie sèche, il ne faut pas hésiter à appliquer quelques ventouses scarifiées, et l'on soulagera son patient.

Tous les moyens thérapeutiques qui précèdent sont applicables dans les cas de douleur plus ou moins intense, lorsque le médecin a des raisons particulières de ne pas employer la morphine en injections sous-cutanées, ou lorsqu'il s'agit d'un malade qui redoute ces injections, la plupart du temps parce qu'il n'en a jamais usé.

A la rigueur on peut essayer des injections

sous-cutanées d'éther, mais il n'y a pas trop
à compter sur leur action analgésique.

Dans les cas plus sérieux, où chaque mouvement, chaque inspiration, où la toux et la
simple parole provoquent des douleurs assez
violentes pour faire gémir le malade, le remède qui manque rarement son but est la piqûre de morphine.

L'hydrothérapie locale, suivant la méthode
de Priessnitz, n'est pas à dédaigner non plus.
Dans les sanatoria d'Allemagne on l'emploie
couramment dans les douleurs thoraciques
dites points de côté. Le procédé le plus simple
consiste dans l'enveloppement local avec la
compresse humide. Il faut avouer qu'en
France les malades répugnent encore assez à
cette pratique pourtant excellente.

En tout cas, l'attention du médecin doit
toujours être fortement éveillée par l'apparition des points de côté persistants. Car, à
part les circonstances où, chez un sujet nerveux, l'état névropathique suffit amplement à
expliquer l'éclosion d'une névralgie intercos-
tale violente et durable, il faut toujours songer
à quelque chose de nouveau se passant dans
le poumon et surtout à sa surface.

Et de ce que l'auscultation ne donne rien
de particulier au niveau d'un point de côté
de la ligne axillaire, par exemple, il ne fau-

drait pas conclure qu'il n'y a rien d'anormal, car la douleur sur le trajet d'un nerf ne sort pas le plus souvent au niveau de la souffrance locale de ce nerf, là où il est molesté. La moindre fusée de tuberculose pleurale dans le sillon costo-vertébral donne parfaitement les plus violentes douleurs dans la ligne axillaire.

Nous ne parlons pas des points de côté à grand spectacle qui accompagnent la perforation pulmonaire et le pneumothorax. Le médecin doit toujours songer aux perforations, surtout à celles qui produisent des pneumothorax partiels au milieu des adhérences de la plèvre. Mais ces cas rentrent dans les vraies complications de la phtisie pulmonaire et ne sont plus des incidents de la cure.

§ 3. — Les suppurations éliminatrices chez les tuberculeux.

Les tuberculeux sont exposés comme tout le monde à des accidents fébriles et tenant à des affections intercurrentes étrangères au poumon et sans rapport avec la tuberculose pulmonaire.

Ils peuvent présenter souvent aussi de véritables complications pulmonaires ou pleurales, broncho-pneumonies plus ou moins bacillaires, pleurésies avec épanchement séreux ou purulent, etc.

Mais il faut bien savoir que ces complications toujours sérieuses et souvent mortelles s'observent surtout chez les tuberculeux en liberté. Car s'il est vrai que, par les surprises de la tuberculose, maladie si insidieuse, le patient le mieux entouré de soins peut éprouver sans cause connue un de ces accidents, il n'est pas moins vrai qu'en général on voit tout cela survenir à la suite de fautes d'hygiène.

La preuve en est que dans les sanatoria, chez les tuberculeux que nous avons appelés les normaux de la cure, qu'ils soient apyrétiques complètement, subfébriles ou fébriles le soir, on observe bien rarement de pareilles complications. On pourrait presque dire qu'elles sont inconnues.

Mais chez les malades à la cure on voit néanmoins survenir des attaques de fièvre de durée variable après lesquelles ils reprennent en général leur état d'apyrexie plus ou moins parfaite.

Il n'est pas toujours très facile de dire chez tel ou tel malade quelle est la cause de ces accidents fébriles.

Dans certains cas il s'agit d'un rhume véritable, comme on l'appelle couramment. Le tuberculeux a pris froid, il présente du malaise, un peu de coryza, quelque fois de l'angine, et alors, suivant l'expression consacrée, le rhume tombe sur les bronches. Tantôt cela se borne à la grosse bronchite, tantôt cela touche la lésion pulmonaire.

A l'auscultation on trouve plus ou moins de sibilances et de ronflements dans la poitrine, et en général le foyer tuberculeux présente des signes d'humidité anormale. L'expectoration est plus abondante, la toux est plus fréquente. La fièvre souvent insignifiante peut cependant être assez marquée surtout le soir pendant trente-six ou quarante-huit heures. En somme, on assiste à l'évolution d'une poussée de bronchite plus ou moins sérieuse. La fièvre tombe rapidement au voisinage de la normale habituelle, l'expectoration reste un peu plus abondante pendant plusieurs jours, le malade a maigri un peu à cause de sa fièvre et de son alimentation moins intense. La convalescence est très rapide et avec le retour de l'appétit les pertes sont vite réparées. En général ces rhumes ne laissent aucune trace à l'auscultation. Mais il peut arriver que la tuberculose, toujours prête à marcher de l'avant dès qu'on lui en fournit l'occasion, profite de la circonstance pour produire quelque fusée bacillaire autour du foyer pulmonaire primitif. Dans ce cas, c'est déjà une petite complication, la maladie dure un peu plus, et laisse à sa suite soit un petit foyer de râles nouveaux, soit un petit foyer de frottement pleural.

Tout cela n'est pas grave en somme, et constitue un simple retard apporté à la guérison.

Ce qui se produit sous l'influence d'un rhume vulgaire se montre encore plus fréquemment sous l'influence de la grippe, devenue aujourd'hui endémique chez nous, la grippe, cette épée de Damoclès des tuberculeux. Cette affection intercurrente a le triste privilège de laisser après elle des traces de son passage. Bénigne pour le poumon, elle se borne à faire de la simple bronchite, heureusement assez souvent ; mais plus grave pour cet organe, elle produit des poussées tuberculeuses nouvelles, peut-être fait-elle aussi des foyers broncho-pneumoniques non bacillaires, enfin elle provoque le ramollissement, la fonte purulente des foyers préexistants.

Pour les cas précédents, très nets comme cause, comme évolution, il n'y a point de discussion à avoir. Le tuberculeux a pris froid, il a un rhume, il a la grippe, tout le monde est d'accord.

Mais on peut observer chez le tuberculeux à la cure d'air, apyrétique ou à peu près, des accidents fébriles d'interprétation plus délicate. En voici le tableau le plus ordinaire.

Un malade porteur d'une lésion bien nette en général, soit tout à fait apyrétique, soit seulement subfébrile le soir, faisant sa cure méthodique de la façon la plus exemplaire, n'ayant subi ni fatigue, ni influence du froid, est pris subitement, à n'importe quelle heure de la journée, de malaise avec frissonnement ou frisson véritable; pas de douleur de côté, pas de dyspnée. Il prend sa température et, alors que le matin il avait 36° à 36°5, il se trouve maintenant 38°5, 39°5 et même 40°. Il ne tousse pas davantage, le plus souvent.

Le lendemain matin la température tombe à 37°,5 minimum, mais reste souvent à 38° ou 38°2. Alors la toux peut devenir plus fréquente, il peut y avoir un peu de dyspnée, mais très souvent le malade ne l'accuse pas lui-même, et c'est par l'interrogatoire et l'examen qu'on la découvre. Parfois aussi le côté du sommet pulmonaire malade est un peu sensible, comme par une douleur de courbature.

Le soir la fièvre remonte sans autre signe nouveau, le sommeil n'est guère troublé plus que d'habitude. Le second ou le troisième jour, l'expectoration augmente. Sa plus grande abondance est le fait principal, mais elle a souvent des caractères spéciaux. La couleur des crachats est souvent celle du pus franc, compacte; ou bien elle devient plus foncée, sale ; il peut s'y mêler le matin surtout de la matière colorante du sang, d'où la production de crachats plus ou moins briquetés ; le matin également on peut y trouver du sang plus ou moins pur, rosé ou noirâtre. Enfin à un moment donné on découvre quelquefois dans le crachoir des grumeaux plus solides, dont le passage à travers la bouche est senti par le malade, et quelquefois aussi des concrétions variées de consistance caséeuse ou crétacée ou calcaire. Nous avons vu un malade qui dans des circonstances analogues rendait des corps lenticulaires, à surface comme savonneuse, et tous les médecins ont eu des tuberculeux qui expectoraient des concrétions calcaires ramifiées.

Nous ne parlons pas des variétés de goût que chaque malade attribue à son expectoration. Nous en connaissons un qui ne se trompait jamais sur la nature de son accident, simplement par le goût *noisette* spécial que prenaient ses crachats.

Cet état continue quelques jours, rarement plus de huit à dix, souvent moins, pendant lesquels la fièvre et l'expectoration se maintiennent avec les mêmes caractères, sans souffrances, sans même interruption notable du sommeil.

Enfin se produit une chute tantôt matinale,

tantôt vespérale, et en vingt-quatre ou trente-six heures la température est redevenue normale le matin au moins, quand par hasard elle traîne un peu le soir. L'orage est passé et rapidement l'expectoration revient à son taux et à ses caractères habituels.

Si pendant cette courte maladie, on ausculte régulièrement le patient, la plupart du temps on ne trouve rien de nouveau en dehors des limites connues de la lésion préexistante. Les signes d'humidité anormale dans ce foyer, le volume plus considérable des râles dans tout ou partie de ce foyer, indiquent seuls qu'il se passe quelque chose d'insolite dans le poumon.

Dans ces attaques aiguës, une fois les accidents généraux disparus, on constate bien souvent que rien n'est changé dans la lésion, mais on peut aussi constater qu'il persiste en un point un foyer de râles plus gros, ou bien qu'un foyer de ramollissement déjà connu s'est sensiblement agrandi.

Comment faut-il interpréter la plupart des cas précédents, ceux qui ont la physionomie la plus nette?

Dans la tuberculose chronique, on décrit comme accidents fréquents les congestions pulmonaires, les broncho-pneumonies, etc., auxquelles on mélange aussi les poussées aiguës de tuberculose.

Peut-on ranger dans ce cadre mal délimité d'ailleurs, un accident aigu qui pendant son évolution ne produit généralement rien en dehors du foyer tuberculeux préexistant, et qui souvent après lui ne laisse guère de traces notables dans ce foyer même? Peut-on appeler cela une attaque de congestion pulmonaire? Peut-on le décorer du nom de rhume? ou de poussée aiguë tuberculeuse? ou de broncho-pneumonie? Non, évidemment.

Ces attaques éclatent subitement par un ou plusieurs frissons, sans prodromes, sans influence extérieure connue ; l'expectoration a souvent des caractères spéciaux; c'est du pus de plaie qui suppure, sans compter les éléments particuliers qu'on y trouve maintes fois. Enfin chez certains malades ces attaques peuvent revenir de temps en temps, toujours les mêmes, à un ou deux jours près de durée, toujours avec retour de l'état normal entre les attaques, et le tuberculeux qui a subi une couple de fois cet accident ne se trompe pas à sa réapparition.

Nous pensons que ces attaques fébriles survenant chez des tuberculeux apyrétiques ou à peu près sont dues à un travail d'élimination de particules nécrosées au milieu des foyers pulmonaires.

Et il ne faut pas les appeler des poussées

aiguës, car cette expression semble impliquer la notion de poussée tuberculeuse aiguë. Or, très vraisemblablement le bacille n'est pour rien dans la production de ces accidents.

L'évolution de la tuberculose dans le poumon est la résultante d'associations microbiennes. Le bacille de Koch est probablement le parasite qui fait le mal au début, mais il a bientôt une foule de complices. A lui seul ou avec le concours de ces derniers, il fait les lésions si complexes de la phtisie pulmonaire, au milieu desquelles les nécroses partielles sont légion.

Or il arrive ceci que dans les phtisies à marche rapide, ou plus lentes mais à poussées successives que rien n'arrête, ces parties nécrosées sont éliminées de façon continue ou intermittente, et le processus qui préside à leur élimination se perd dans l'appareil symptomatique général. On constate à chaque reprise fébrile, le ramollissement des foyers, la formation des cavernes, et voilà tout.

Mais dans les phtisies lentes plus ou moins apyrétiques il en est tout autrement.

Tantôt ces particules nécrosées sont enkystées sur place, comme dans les tuberculoses fibreuses des sommets.

Tantôt ces particules nécrosées subissent le travail d'élimination par suppuration locale.

Il se passe là ce qu'on voit dans toutes les gangrènes dont un tissu veut se débarrasser. Il y a un processus de suppuration autour de la partie morte.

Est-ce au bacille de Koch que ce travail est dévolu? C'est invraisemblable. Il est réservé à d'autres microbes qui toujours habitent les foyers tuberculeux et qui au moment voulu entrent en scène pour procéder au nettoyage des parties mortes. Et leur entrée en scène, marquant le début des phénomènes locaux de la suppuration éliminatrice, s'annonce naturellement par les symptômes généraux habituels de la formation du pus en un point de l'organisme.

C'est de cette façon que nous expliquons la symptomatologie si caractérisque des attaques fébriles dont nous venons de parler. C'est pourquoi nous les appelons volontiers les attaques de suppuration éliminatrice, ou plus simplement fièvres de nettoyage.

Qu'on ne croie pas d'après ce qui précède que nous prétendions à l'invention de quelque chose de nouveau.

Les poussées aiguës ayant pour résultat le ramollissement, la fonte purulente des foyers tuberculeux et la formation des cavernes sont parfaitement connues. Mais comme nous l'avons dit plus haut, on les connaît surtout dans les phtisies qui marchent vite, ou comme conséquence d'accidents fébriles, de complications variées, chez des malades qui ne sont pas soumis à une hygiène rigoureuse.

Ce que nous avons voulu montrer, c'est que dans les formes de phtisie qui doivent guérir, dans les formes les plus bénignes souvent, il faut s'attendre à voir survenir des accidents fébriles dont la cause réside dans l'évolution même, régulière de la lésion tuberculeuse. Et cette cause c'est le processus de suppuration destiné à éliminer des particules nécrosées du tissu pulmonaire, qui au lieu de s'enkyster au milieu du tissu fibreux de cicatrisation, se comportent comme des corps étrangers destinés à être rejetés hors du parenchyme environnant, pour que ce tissu fibreux de cicatrice prenne leur place.

Car il ne faut pas oublier que si l'élimination par suppuration d'une masse importante nécrosée de tissu pulmonaire peut être souvent considérée comme une aggravation de l'état local, encore que souvent la formation d'une caverne puisse passer pour un processus curateur, en revanche les petites éliminations que nous venons de décrire dans les tuberculoses apyrétiques font partie essentielle du processus de réparation des lésions pulmonaires.

La preuve en est que certains malades, d'ailleurs franchement classés comme curables, ou regardés comme douteux, ne commencent à aller vraiment bien que quand ils ont subi quelques attaques de fièvre éliminatrice de ce genre.

Le traitement qui convient à ces accidents est des plus simples. Nous nous contentons, dès l'apparition du premier symptôme, de mettre le malade au lit, où, quelle que soit l'intensité des phénomènes généraux de l'attaque, il continue sa cure d'air, la fenêtre ouverte jour et nuit. Rarement il y a à s'occuper d'un symptôme particulier qu'il faille traiter spécialement. Le repos et l'opium sont les deux grands calmants des symptômes fonctionnels. Quant à la fièvre nous avons constaté que la quinine l'abattait un peu, et que l'antipyrine l'enrayait pour quelques heures. Mais si grâce à la non-interruption de la cure d'air le malade supporte tranquillement cette fièvre, s'il dort suffisamment la nuit, ce qui est la règle, nous le laissons tranquille. Il y a certains malades qui mangent encore suffisamment. Mais nous conseillons surtout de nourrir les patients avec quelques doses de viande crue dans la journée et beaucoup de lait, leur permettant de prendre en outre quelques petites choses qui les flattent davantage. En résumé nous

nous bornons en général à immobiliser le patient, à calmer sa toux, à le soutenir le plus énergiquement possible pendant le travail de suppuration qu'il a à fournir.

Nous avons aussi, suivant les circonstances, employé quelquefois l'alcool et les balsamiques.

En présence des attaques de suppuration éliminatrice, il faut s'efforcer de tranquilliser le malade et son entourage. Il est bon de leur expliquer la cause intime de l'accident. Les tuberculeux et les familles sont toujours portés à croire que tout est perdu à l'apparition des moindres incidents.

CHAPITRE VII

LES RÉSULTATS DE LA CURE RATIONNELLE

§ 1. — C'est un traitement long.

Le patient tuberculeux curable ou simplement améliorable qui accepte d'être soumis au traitement rationnel de la phtisie doit être averti qu'il s'agit là d'un traitement long.

Il n'est pas en effet question de se soigner pendant quelques semaines. Cela se compte par des mois et des années, suivant la constitution du sujet, suivant la nature de ses lésions pulmonaires, suivant les imprévus, c'est-à-dire les incidents qui peuvent se produire chez le tuberculeux en apparence le mieux fait pour guérir promptement.

La théorie nous a enseigné précédemment que pour lutter contre ses lésions et les bacilles qui en sont la première cause, le malade devait refaire son organisme déchu. La pratique confirme absolument cette thèse en montrant que neuf fois sur dix, chez le tuberculeux à la cure, l'état général s'améliore d'abord, et l'état local ensuite. C'est pourquoi nous disons volontiers qu'il est inutile de s'occuper des poumons d'un tuberculeux qui engraisse régulièrement. Il ne faut pas s'attendre en effet à voir se modifier rapidement les lésions bacillaires. Cela vient lorsque la bascule accuse une augmentation du poids du corps, lorsque les forces renaissent.

Ce que l'on voit se produire en très peu de temps à la cure d'air et de repos, c'est le *nettoyage* des lésions pulmonaires.

De même que les tuberculeux en liberté ont souvent de la fièvre de surmenage, qui encombre pour ainsi dire, soit leur apyrexie, soit leur fièvre tuberculeuse vraie : de même leurs lésions tuberculeuses vraies sont souvent encombrées, sont souvent noyées dans une foule de lésions accessoires.

C'est pourquoi le médecin, en examinant pour la première fois un malade qui vivait de la vie ordinaire, doit bien se garder de formuler un jugement précis sur l'étendue de ses lésions pulmonaires. Car lorsqu'il auscultera son malade après huit ou quinze jours de repos, il pourra être tout étonné de ne plus trouver ce qu'il avait constaté la première fois.

Quelques semaines suffisent pour faire évanouir tous les signes de ces lésions accessoires, d'origine vulgaire, et pour ramener la lésion tuberculeuse à ses vraies limites. Et le repos et la cure d'air ont seuls produit ce résultat.

Il est important de bien connaître ces faits d'obervations d'abord pour la question de diagnostic immédiat et de pronostic qui peut en résulter, quand le médecin est invité à donner son avis sur l'état actuel et l'avenir d'un tuberculeux qu'il voit pour la première fois, et ensuite pour ne pas s'exposer à mettre à l'actif d'une nouvelle médication interne ou externe une amélioration locale quelquefois étonnante et qui n'avait pour se produire besoin d'aucun médicament.

Ainsi donc, du seul fait qu'un tuberculeux menant une vie active est soumis à la cure d'air et de repos, il faut s'attendre à une première amélioration rapide des signes d'auscultation. Mais il n'en faut pas conclure que la lésion tuberculeuse vraie s'est modifiée en si peu de temps. La lutte pour le patient ne commence vraiment que lorsqu'il est réduit à sa lésion purement bacillaire.

Il y a évidemment des cas étonnants comme rapidité de guérison locale. On voit, et nous avons vu des blocs pulmonaires donnant de la matité à la percussion, du souffle et de l'exagération du retentissement de la voix à l'auscultation, disparaître en trois mois. Nous

avons vu des cavernules bien limitées, auxquelles tous les signes apparents donnaient le
volume d'une noisette, se cicatriser totalement
dans le même temps. Nous pourrions citer
plusieurs observations de ce genre tout à fait
démonstratives, car le temps a passé sur ces
guérisons et les sujets sont encore en parfaite
santé.

Mais en général, il faut plus longtemps que
cela pour se guérir de la tuberculose.

Cette constatation n'est pas très satisfaisante
au premier abord, mais il faut considérer que
si le traitement est si long, c'est parce que les
malades s'y soumettent trop tard.

Nous ne cessons de le répéter, avec l'éducation actuelle des gens du monde dans notre
pays, les tuberculeux qui peuvent se soigner
sont le plus souvent soumis à la cure alors
qu'ils présentent des lésions plus ou moins
avancées.

Mais le jour où les formes curables de la
maladie seront dépistées par les médecins dès
le début, le jour où, grâce à ces derniers, malades et familles seront édifiés sans arrière-
pensée sur la nécessité de soigner immédiatement les affections de poitrine, ce jour-là les
tuberculeux se guériront comme les anémiques,
les chlorotiques, les simples affaiblis, c'est-à-
dire la plupart du temps par une cure de

quelques mois. Et comme nous l'avons déjà dit, on s'apercevra que la tuberculose est une des maladies chroniques les plus curables, à une condition, c'est qu'on s'y prenne de bonne heure.

On pourrait dire d'une façon un peu paradoxale que pour se guérir de la phtisie il n'est jamais trop tôt et qu'il est toujours trop tard.

Et cela est si vrai que, lorsque dans un sanatorium où le traitement rationnel est méthodiquement appliqué, il arrive une série de ces tuberculeux au début, le médecin peut, pour ainsi dire, inscrire d'avance un nombre correspondant de guérisons qui dans quelques mois ne lui feront pas défaut.

§ 2. — Rôle du malade dans sa guérison.

En même temps que le médecin avertit son client que la cure est longue, il doit le prévenir d'une chose bien essentielle également. C'est que la cure rationnelle, la direction médicale sont d'excellents éléments de sa guérison, mais que tout cela ne suffit pas. Il faut de plus que le malade veuille se guérir. S'il ne seconde pas son médecin, il n'obtiendra point de résultat sérieux.

Le tuberculeux doit se soumettre absolument à la direction médicale, mais il ne doit pas être entre les mains du médecin un sujet, une chose inerte. Le *perinde ac cadaver* n'a rien à voir dans ce genre de soumission. Le malade qui se laissera aller par découragement ou par inertie acquise ne fera rien de bon. Il doit, au contraire, être l'auxiliaire le plus actif du médecin; il doit lui obéir aveuglément, mais avec intelligence; il doit faire converger toute son énergie, toute sa volonté vers ce but, sa guérison.

Le traitement est long, par conséquent le tuberculeux ne se trouve pas mal d'un peu de *philosophie* qu'il puise bientôt dans la confiance que lui inspire la direction médicale.

Nous l'avons dit, pour la guérison de la phtisie, les malades énergiques sont les premiers élus; et, y ayant passé nous-même, nous pouvons confirmer cette notion que pour se guérir il faut une volonté énorme, dès qu'on a été touché un peu sérieusement.

Nous avons déjà parlé des malades qui, parfaitement curables et prévenus de la gravité de leur état comme de ce qu'il leur fallait faire pour se guérir, préféraient mettre en pratique la théorie de la vie courte et bonne.

Il y a aussi ceux qui, par une tournure d'esprit assez bizarre qui n'est pas cependant du scepticisme vrai, ne s'abandonnent pas complètement à la main du médecin. Si ce n'est pas le scepticisme qui les dirige ainsi, c'est dans quelques cas un certain état de bravade un peu goailleuse, disons le mot. Ce sont les tuberculeux qui courent le monde en chantant qu'ils voient bien le médecin, ou des médecins, mais qu'ils ne font rien de ce qu'on leur conseille. Il est bien rare que les tuberculeux de cette catégorie arrivent à quelque bon résultat. Mais il est à remarquer que ce sont les premiers à trembler et à perdre la tête dès qu'il leur arrive le moindre accident. Il n'est pas rare de les voir devenir raisonnables lorsqu'ils ont essuyé quelque complication, telle qu'une hémoptysie.

§ 3. Les effets de la cure suivant les différents cas.

Le malade curable ou susceptible d'amélioration sérieuse, que l'on met à la cure rationnelle, si réfractaire qu'il ait été à l'idée de s'y soumettre, éprouve bientôt une satisfaction morale, un bien-être physique qui font évanouir ses dernières hésitations.

S'il est tout à fait au début de sa tuberculose, il se sent revivre en quelques jours, il ne tousse plus que juste ce qu'il faut pour expectorer, il dort ses nuits complètes, sans compter les suppléments de sommeil qu'il s'octroie à la cure pendant le jour, il mange bien, sent ses forces renaître et engraisse volontiers de 1 ou 2 kilogrammes les quinze premiers jours. Chez celui-là tout est fait d'un seul coup, il reprend son équilibre organique et n'a plus qu'à se laisser vivre comme tout le monde, tout en obéissant aux ordres du médecin.

Les tuberculeux qui, avec des lésions minimes ou souvent assez graves, sont déjà fébriles le soir, se comportent de deux façons.

Celui qui n'est fébrile que parce qu'il use son corps à des exercices intempestifs, qui n'a par conséquent que la fièvre de surmenage, voit en quelques jours son thermomètre redescendre à la normale. Il commence à manger le soir, ce qu'il ne faisait plus, il n'est plus incommodé par ses sueurs la nuit, et en peu de temps il se met au rang du malade de la catégorie précédente.

Celui qui, au contraire, a non seulement de la fièvre de surmenage mais déjà de la fièvre tuberculeuse, met plus longtemps à récupérer son équilibre, mais il y arrive la plupart du temps.

Mis au repos, il commence à avoir moins de température le soir, parce que d'emblée il supprime la cause de sa fièvre de surmenage. Il avait 38°, ou 39°, il n'atteint déjà plus après quelques jours que 37°5 ou 38°. Peu à peu il se nourrit deux fois plus qu'auparavant, puisqu'il arrive à pouvoir dîner, ce qu'il ne faisait plus, et, les forces revenant, il peut lutter contre la seconde cause de sa fièvre, c'est-à-dire sa lésion pulmonaire active.

C'est dans cette catégorie que se rangent les malades importants, ceux dont la maladie procède par attaques fébriles, ceux dont les lésions plus ou moins graves ne permettent pas toujours au médecin de se prononcer sur l'issue probable de la maladie, ceux qui vont être pour lui l'occasion d'une lutte sans trève, de tout instant, dont le but est de tuer cette fièvre tuberculeuse. Et comme nous l'avons dit, ce ne sont pas les médicaments qui la feront disparaître, il n'y a pas à compter sur eux pour cela. Elle ne disparaîtra que si le patient arrive à tenir en respect ses bacilles, à enrayer l'activité de sa lésion.

Aussi ne peut-on parler du temps nécessaire pour obtenir ce résultat. Rien n'est plus variable suivant la gravité des lésions, suivant la constitution des malades.

Il y a des tuberculeux qui tuent leur fièvre en quelques semaines, il y en a qui y emploient des mois, et il y en a qui ne la tuent jamais.

C'est aux malades de la seconde classe que peuvent s'appliquer les récits enthousiastes qu'ont faits certains médecins de leur propre guérison. Ce sont de véritables actions de grâces que ne craint pas de formuler le tuberculeux revenu à la vie. A ces auto-observations fort intéressantes nous pourrions joindre la nôtre, ayant eu la chance de nous guérir de la tuberculose après des mois d'accidents fébriles graves.

Qu'on sache bien seulement dans le monde que les médecins guéris de cette maladie sont légion à l'heure actuelle. Nombre d'entre eux d'ailleurs se sont donné cette tâche, à la fois douce et ardue, de guérir les autres après s'être guéris eux-mêmes.

A côté des tuberculeux que la cure guérit il y a ceux qu'elle ne peut qu'améliorer.

Décrire l'avenir de toutes ces catégories de malades sortirait absolument du programme de cet ouvrage qui s'adresse plutôt au public extra-médical.

De même nous n'insisterons pas sur les particularités que présente la cure des tuberculeux arthritiques, lymphatico-strumeux, diabétiques ; sur la façon dont se comportent les phtisiques chlorotiques et nerveux qui tiennent si longtemps leurs bacilles en respect, souvent sans s'améliorer et sans s'aggraver ; sur les tuberculeux et surtout les tuberculeuses, grands névropathes, hystériques, qui guérissent leurs lésions, les rouvrent à volonté, et finalement ne guérissent pas toujours, mais enterrent parfaitement leur médecin ; sur les phtisiques nerveux qui guérissent sans engraisser ; sur ceux dont la maladie est compliquée d'affection du cœur ; sur les syphilitiques, etc. Et puis il y a encore tous ceux qui restent invalides de la tuberculose, les caverneux, les poussifs par adhérences pulmonaires étendues, et les arthritiques jeunes chez qui la bacillose a fait éclater avant l'âge les manifestations pulmonaires qu'ils n'auraient eues qu'à quarante ou quarante-cinq ans.

Il faudrait un volume spécial pour traiter de toutes ces variétés de maladie.

§ 4. — Hygiène de la guérison.

Parlons d'abord des malades que nous avons appelés les invalides de la tuberculose. Qu'ils conservent indéfiniment des bacilles, ou bien que, débarrassés de ces parasites, ils conservent des lésions incurables d'ordre vulgaire, ils sont, cela va de soi, condamnés à vivre dans des conditions d'hygiène plus ou moins rigoureuses.

Les malades de ce genre dont l'éducation médicale devient forcément remarquable, savent par expérience qu'ils doivent, tout en se livrant parfois à des travaux sérieux, vivre le plus possible au grand air, s'abstenir des réunions où ils ne trouveraient que fatigue et air vicié, avoir une existence absolument régulière, se nourrir plutôt fortement, et se priver de tous les exercices fatigants par leur violence ou leur durée. Chacun d'eux doit et sait se faire son petit genre de vie particulier.

S'ils sont robustes ils peuvent passer l'hiver n'importe où ; plus délicats ils feront mieux d'aller passer en climat plus doux les plus mauvais mois de l'année. Mais partout ils doivent se souvenir qu'ils sont des invalides et non pas des gens bien portants.

Les malades guéris se rangent en deux catégories qui seront bien délimitées en général par ce qui va suivre.

Il y a les tuberculeux qui, soumis au traitement dès le début de leur affection, voient disparaître en quelques mois tous les symptômes objectifs et subjectifs de la maladie. A ce moment-là ils n'ont plus ni toux, ni expectoration, ni essoufflement, ni fréquence du pouls, ni trouble d'aucune sorte, pas même trace de réaction sous l'influence de l'exercice. Ils ont un embonpoint très suffisant, souvent exubérant, et pour tout le monde respirent la belle santé.

Ici un premier problème se pose. Quand doit-on les considérer comme guéris? À cette question voici notre réponse très catégorique.

Le médecin qui chez un malade dans les conditions précédentes ne trouve plus, à plusieurs auscultations espacées et faites avec tout le soin désirable, aucun signe de lésion pulmonaire, aucune anomalie dans la respiration des sommets, doit admettre à ce moment-là que ce tuberculeux est en *guérison apparente*. Et, quelque florissante que soit la santé de son client, il doit l'avertir qu'il n'est guéri *qu'en apparence;* que, pour affirmer sa *guérison vraie*, il doit pendant une année encore se soumettre au traitement rationnel, à la cure, atténuée il est vrai dans sa rigueur, mais sous la surveillance médicale ; et qu'il ne pourra se croire guéri qu'après cette *année d'épreuve* passée sans incident capable de faire songer à une reprise de l'affection locale.

Cette année d'épreuve est évidemment la pierre d'achoppement pour le médecin qui veut l'imposer et pour le patient qui doit la subir. C'est une des plus grosses difficultés qu'il y ait à vaincre, il ne faut pas se faire d'illusions à ce sujet.

Il y a à lutter contre le malade, contre sa famille, contre toutes les questions d'intérêt. Et en réalité si le médecin est fermement convaincu de l'urgence de cette année d'épreuve, il faut bien avouer que cette conviction n'est pas facilement partagée par le public.

Lorsqu'après plusieurs mois, souvent une année entière, un tuberculeux jeune encore, qu'on a amené à grand peine à se soumettre à la cure parce qu'il ne se sentait pas malade ou à peu près, se voit revenir à la vie commune, se trouve superbe de santé ; lorsque le médecin lui dit qu'il ne présente plus de signes à l'auscultation ; n'est-ce pas naturel que cet ex-malade proteste énergiquement contre la vie d'inertie qu'on veut lui imposer encore ? N'est-ce pas naturel qu'il veuille de suite reprendre sa vie active au point où il l'a quittée il y a six mois ou un an ? N'est-ce pas naturel qu'il *en ait assez*, comme ils disent presque tous, de ne rien faire, de ne plus s'amuser s'il est riche, de ne plus travailler si la cure a été un gros sacrifice pour lui ?

Et puis la famille vient le voir, ou bien le médecin, ne pouvant faire autrement, l'autorise à aller passer chez lui quelques semaines ; ses parents, ses amis, dans leur sainte ignorance, le voient superbe, en si belle santé, que chacun de lui corner aux oreilles les discours les plus néfastes : « Mon cher, vous n'avez jamais été si bien portant, vous n'avez jamais été malade ; vous ne nous ferez

jamais croire que vous avez été tuberculeux;
ce n'est pas permis de rester à rien faire
quand on est robuste comme vous voilà, etc.,
etc.! » Que de malades déjà trop enclins par
eux-mêmes à vouloir effacer l'histoire ancienne,
se laissent prendre à ces discours! Que de
malades finissent par ressentir une sorte de
honte d'être traités comme des paresseux! Ils
finissent par croire eux aussi, qu'ils n'ont
jamais été tuberculeux.

Le résultat c'est, malheureusement trop
souvent, que le médecin ne les revoit plus. Ou
bien, s'il les revoit, c'est six mois plus tard
quand ils lui reviennent en pleine rechute.

Dans les sanatoria on ne le sait que trop.
Les malades qui consentent à passer un an
ou dix-huit mois sans quitter l'établissement
sont rares. Dès qu'ils ont leur guérison apparente et même avant, ils éprouvent le besoin
d'aller prendre l'air. Ils s'en vont passer l'été
à la campagne où, disent-ils, ils sauront très
bien se diriger tout seuls. Livrés à eux-
mêmes ils se soignent pendant quinze jours,
puis peu à peu subissent l'entraînement du
mouvement ambiant, et quelques mois plus
tard, reviennent trouver le médecin, toussant
et crachant de nouveau. De sorte que la guérison parfaite qu'ils auraient eue un an ou
dix-huit mois après, ils mettront maintenant

deux ou trois ans à l'obtenir. Sans compter ceux qui ne la retrouveront jamais !

Nous le répétons donc. Le malade qui après six mois ou un an est en apparence guéri, doit subir, pour mettre sa guérison hors de doute, son année d'épreuve.

La question se pose plus difficile encore pour le tuberculeux qui, avec des lésions plus sérieuses, arrive à ne plus tousser, ni expectorer, à se sentir en somme comme tout le monde, à part qu'il conserve encore un peu de dyspnée soit habituelle, soit par l'exercice.

A quel moment le médecin est-il en droit de le déclarer guéri ?

Il est bien rare que les tuberculeux de cette catégorie, quand ils n'ont plus ni toux, ni crachats, quand ils sont devenus robustes et de belle santé apparente, ne conservent pas à l'auscultation quelque reliquat de leur affection locale. Ici c'est une submatité persistante d'un sommet ou des deux sommets avec rudesse respiratoire ; là, c'est une respiration plus ou moins soufflante ; ailleurs c'est du frottement, du craquement pleural ; souvent c'est la diminution de l'ampleur respiratoire avec état grenu, entrecoupé du bruit vésiculaire. Ces signes répondent à des cicatrices, à des adhérences de la plèvre.

Nous pensons qu'on peut parler de guérison apparente chez ces malades, lorsque depuis un certain temps, trois mois par exemple, si l'on veut une limite, on n'observe chez eux ni toux ordinaire, ni expectoration pulmonaire, et partant plus de bacilles, ni aucune réaction de l'organisme soumis à un certain exercice.

Il faut en effet éliminer la petite toux sèche et sans valeur qui peut existr chez un malade guéri, lorsque par hasard, il court, marche vite, rit violemment, etc... Il faut distinguer de l'expectoration pulmonaire les crachats du matin ou même de la journée provenant du raclement pharyngé, si fréquent chez les tuberculeux.

Dans ces conditions le malade peut être considéré comme en guérison apparente. Quant à la guérison vraie, il faut, pour pouvoir l'affirmer, beaucoup plus longtemps que pour les tuberculeux de la première catégorie. Ce n'est plus une année d'épreuve, mais plusieurs années d'épreuve dont il s'agit.

Il faut considérer en effet, que ces malades n'ont guéri que grâce à des cicatrices plus ou moins importantes, soit pulmonaires seulement, soit pleuro-pulmonaires ; que dans ces cicatrices il y a très vraisemblablement des bacilles enkystés, et qui malheureusement ont

la vie dure ; que ces cicatrices, ces adhérences, pour être solides, pour résister à toute
épreuve, demandent un temps considérable
et que l'on ne saurait préciser dans l'état
actuel de nos connaissances.

Aussi la seule conclusion qu'on puissé tirer
de tout cela, est, selon nous, la suivante.

Le malade guéri en apparence qui garde
des signes d'auscultation évidente, doit se
considérer comme pouvant, à une époque
ultérieure être pris de rechute de sa maladie.
Par conséquent, après sa guérison apparente
constatée par le médecin, il doit non seulement subir son année d'épreuve à la cure,
mais encore pendant plusieurs années, se
regarder comme un convalescent.

Il est évident qu'il s'agit là d'une loi générale applicable à la moyenne des cas; que
beaucoup de tuberculeux gardant quelques
signes d'auscultation insignifiante, se rappro-
cheront, au point de vue du pronostic, des
malades guéris de la première catégorie; que
plus il y aura de temps écoulé depuis la guérison apparente, plus il y aura de chances
pour que la guérison définitive soit obtenue.

Mais les exemples sont là qui démontrent
brutalement la nécessité de prolonger la cure
dans tous les cas. Nous citerons entre autres
le fait suivant :

Un jeune homme porteur d'une cavernule isolée, d'un simple trou sous la clavicule avait en six mois cicatrisé absolument cette lésion. Sept mois après cette guérison apparente, la santé était parfaite, il n'était plus jamais question de toux, ni d'expectoration et à l'auscultation on ne constatait qu'un peu de rudesse du murmure sous-claviculaire. Aucune argumentation ne put décider ce jeune homme à subir au moins son année d'épreuve à la cure. Il reprit sa vie ordinaire et huit mois plus tard, il mourait de phtisie.

Ces exemples-là fourmillent dans l'histoire des guérisons de la tuberculose.

C'est en s'appuyant sur des observations de ce genre que nombre de gens un peu superficiels, tuberculeux ou non d'ailleurs, disent que l'on ne guérit jamais de la phtisie! La vérité est que, lorsqu'on a eu la chance de s'en guérir une fois, c'est généralement par sa propre faute que l'on en meurt.

De ce qui précède il faut conclure que, pendant les premières années qui suivent sa guérison apparente, le tuberculeux qui conserve des vestiges d'une lésion grave, doit s'étudier constamment, pour éviter tout ce qui peut amener une rechute. Sans parler de ce qui est de rigueur comme hygiène générale plus haut mentionnée, ce convalescent dont la convalescence doit durer plusieurs années, s'abstiendra des exercices violents, surtout des bras, lesquels sont susceptibles d'amener la rupture des adhérences pleurales. Nous savons parfaitement que ces sages recommandations sont trop souvent négligées, mais il ne faut pas se lasser de les faire, car c'est ainsi que l'on voit survenir, sans qu'on s'y attende, et des hémoptysies et des réveils de la tuberculose.

Quoi qu'il en soit, ils sont légion les tuberculeux guéris avec ou sans vestiges de leurs lésions à l'auscultation, qui courent le monde, vivent de la vie commune, se livrent à toutes sortes d'occupations, et ne se souviennent même plus d'avoir été malades. Bon nombre d'entre eux habitent les grandes villes, sont mariés, parents de superbes enfants chez lesquels on n'aura pas à supputer ou l'on supputera à tort la question de l'hérédité tuberculeuse, car ils n'ont pas plus de raisons que les autres d'être attaqués par les bacilles. En effet, ces enfants doivent leur existence à des individus parfaitement en bonne santé.

Ici vient naturellement la question du mariage pour les tuberculeux guéris.

Dans un autre chapitre nous parlerons du mariage contracté par les tuberculeux malades. Posons seulement en principe que tout tuberculeux en activité ne doit pas se marier.

Quand il tient sa guérison, il peut au contraire contracter mariage, mais sous les réserves suivantes.

La guérison doit être réelle et non pas apparente. Ainsi, le tuberculeux guéri qui ne conserve aucun vestige local de sa lésion, qui a retrouvé un état général excellent, qui présente tout l'ensemble extérieur de la belle santé, peut fort bien se marier une année après son année d'épreuve, soit au moins deux ans après sa guérison apparente.

Mais le tuberculeux guéri qui conserve des vestiges locaux d'une lésion grave, quelque parfait que soit son état général, doit laisser passer sur sa guérison apparente plusieurs années avant de contracter mariage.

Et encore ces ex-tuberculeux doivent-ils se faire pendant les premiers temps de leur union, les plus dangereux naturellement, une hygiène conjugale un peu particulière. Inutile, croyons-nous, d'insister davantage.

Dans ces conditions, jouissant de tous les éléments qui constituent une belle santé, ils peuvent procréer sans crainte, au moins pour ce qui regarde l'influence de leur ancienne maladie sur leur progéniture.

En revanche, les tuberculeux guéris qui, avec la plus belle réparation pulmonaire, conservent un état général tout à fait inférieur, le plus souvent parce que d'origine ils étaient de malingres individus (il y en a toujours quelques-uns qui guérissent), doivent s'abstenir du mariage, ou faire un mariage purement... platonique, pour ne pas employer le mot stérile ; car, sans être devenus tuberculeux ils eussent eu déjà une triste progéniture, et leur maladie, si guérie qu'elle soit, ne peut pas être regardée comme une chance de plus d'avoir de beaux enfants.

Ce sont en somme les mêmes lois pour la tuberculose que pour la syphilis.

On permet généralement, quand il veut bien demander votre avis, au syphilitique robuste de se marier lorsqu'il a suivi un traitement rigoureux, prolongé, et que depuis plusieurs années il n'a présenté aucun accident. Et encore lui prescrit-on, comme hygiène prématrimoniale, de faire une belle cure iodo-hydrargyrique, en vue de la procréation probable, et comme régime post-matrimonial, de faire toute sa vie à peu près une ou deux petites cures d'iodure chaque année. Dans ces conditions, on sait que presque toujours les enfants sont indemnes de la tare spécifique. Mais il y a des syphilitiques auxquels on interdit le mariage. Ce sont ceux qui, quoi qu'on fasse, restent sans cesse soumis à des floraisons pour ainsi dire; ce sont ceux encore qui, bien que guéris en apparence, grâce à une médication ininterrompue, ont un état général assez déplorable pour faire craindre de toute façon l'hérédité spécifique chez les descendants. Pour ceux-là ce qu'il y a de mieux, c'est le célibat ou le mariage improductif.

CHAPITRE VIII

LES SANATORIA.

Nous avons déjà dit que cette méthode de traitement si simple à première vue, qui consiste à se reposer, à respirer toujours un air pur et à bien se nourrir, n'était pas en réalité aussi facile à mettre en pratique qu'elle en a l'air. Demander à l'hygiène seule ou à peu près de refaire des organismes affaiblis, mieux que cela, de leur faire atteindre un surcroît de vitalité, est une entreprise de longue durée. De plus, cette cure est forcément un peu fastidieuse au début, vu son uniformité. Il faut une volonté déjà peu ordinaire pour s'y soumettre et s'y maintenir, quand on est seul. Il n'est pas si commode que cela de savoir bien ne rien faire et pendant longtemps.

Aussi la cure isolée est-elle à la portée d'une infime minorité de malades. Beaucoup l'ont entreprise, et bien peu sont allés jusqu'au bout.

Pour le tuberculeux, déjà sérieusement malade, qui veut faire sa cure seul, il est une série de circonstances qui viennent se mettre en travers de ses bonnes résolutions.

D'abord l'ennui d'être seul, et livré toute la journée à ses réflexions plus ou moins tristes.

Puis les soins et les discours, toujours les mêmes, de son entourage familial, peu enclin à mettre des bornes à ses assiduités près du malade, assiduités partant d'un bon sentiment, mais qui trop souvent l'agacent, l'irritent et vont à l'encontre du but à atteindre. Nous l'avons dit, les tuberculeux ne doivent pas être trop gâtés. Pour qu'ils aient toute confiance en la cure qui doit les sauver, il faut que cette cure soit dirigée par une main ferme. Et cela ne se trouve guère souvent dans les familles. Le médecin à peu près seul a l'autorité morale pour imposer toutes les pratiques de cette cure.

Or, combien de malades peuvent se payer le luxe d'avoir constamment près d'eux le médecin autorisé en qui ils aient une confiance absolue?

En général ils voient le docteur de temps en temps, tous les jours, si l'on veut, pendant quelques instants, juste le temps de prendre de bonnes résolutions qui s'évanouissent une heure après.

Et puis, si le tuberculeux n'est pas assez

gravement atteint, pour que de lui-même il désire le repos; si c'est un tuberculeux ambulant, comme nous les appelons, il n'a jamais le courage de résister aux sollicitations de son milieu ambiant. Toutes les occasions sont bonnes pour sortir de sa chaise longue. Il se laisse aller à tous les entraînements les uns après les autres. Et comment ne le ferait-il pas, lui qui ignore ce que c'est que la cure, alors que nous voyons tous les jours ne pas y résister des tuberculeux habitués de cette cure dans un établissement spécial, et qui ont la prétention de continuer à se soigner chez eux.

C'est pour remédier à tous ces inconvénients qu'il s'est créé des établissements spéciaux pour le traitement des phtisiques, établissements où cette cure se fait en compagnie, où les tuberculeux vivent ensemble, se soignent ensemble sous la direction constante d'un médecin expérimenté qui leur impose par son autorité incontestée, qui leur apprend ce qu'il faut faire et au moins autant ce qu'il faut ne pas faire. Ce sont les sanatoria pour les maladies de poitrine, comme on les appelle en général.

C'est là que le tuberculeux se soigne vraiment; qu'il est sûr de trouver tout ce dont il a besoin, comme vie matérielle et surveillance médicale; c'est là que les malades, par un contact ininterrompu avec les autres, par une sorte d'émulation inconsciente, arrivent à cette discipline totale du corps et de l'esprit qui est le point fondamental de la cure; c'est là qu'ils voient guérir les autres et qu'ils apprennent à se guérir eux-mêmes.

Dans un sanatorium, rien n'est laissé au hasard du caprice des malades. Isolés en général de leurs parents, ils n'ont aucune raison de ne pas se soumettre franchement à toutes les pratiques de la cure, d'autant plus qu'ils en voient d'abord les bons effets sur leurs voisins.

Il faut ajouter que les mesures y sont prises d'office pour l'hygiène individuelle et sociale des tuberculeux. Toutes les précautions relatives à la destruction des crachats, à la désinfection de tout ce qui sert aux patients, sont rigoureusement appliquées. De telle sorte que l'on peut dire que la contagion est bien moins à craindre au sanatorium où il y a seulement des tuberculeux, que partout ailleurs où les tuberculeux en liberté ne portent pas l'étiquette officielle de leur maladie. La contagion n'existe pas dans les sanatoria. C'est la plus belle démonstration du danger des expectorations, puisqu'il suffit de les détruire pour empêcher la diffusion de la phtisie dans un établissement où le personnel assez considérable ne soigne que des phtisiques.

S'il en est ainsi pour l'intérieur de ces établissements fermés, à plus forte raison est-ce la même chose pour leur voisinage. Aussi, n'y a-t-il pas à disserter sur le plus ou moins de danger que peut présenter l'installation d'un sanatorium au voisinage d'une agglomération quelconque d'habitants.

Ce qui est dangereux pour un pays, c'est une station libre, comme il y en a tant un peu partout. Là, les tuberculeux vivant en liberté, agissant à leur caprice, dirigés ou non d'une façon intermittente par le médecin qui n'en peut mais, répandent bénévolement, sans aucun scrupule, leurs expectorations sur le sol, partout où ils se trouvent, et dotent la contrée de myriades de bacilles qui ne sont pas toujours perdus.

L'utilité des sanatoria se fait tellement sentir plus urgente de jour en jour, que ces établissements ne cessent de se multiplier..... à l'étranger.

Nous ne referons pas encore une fois leur historique, depuis Gœrbersdorf jusqu'à Leysin, en passant par Falkenstein-im-Taunus, le plus célèbre de tous. Nous renvoyons pour cela à l'excellent travail du D^r Mœller de Bruxelles (1894), et à la thèse récente du Dr Knopf.

Qu'on sache seulement qu'à l'heure actuelle il y a des sanatoria un peu partout à l'étranger, dans des latitudes variées et à toutes les altitudes habitables, depuis 150 mètres jusqu'à 1600 mètres.

Qu'ils soient situés n'importe où, on y obtient partout des résultats analogues. Les tuberculeux guérissent aussi bien dans les climats tempérés que dans les climats froids. L'altitude ne joue dans la cure qu'un rôle secondaire. La meilleure preuve c'est que les plus beaux résultats sont peut-être obtenus à Falkenstein, station peu élevée (450 à 500 m.), et plutôt un peu brumeuse.

On l'a dit souvent, et il est bon de le répéter encore, il n'existe pas de climats qui guérissent la phtisie. Mais il y a une méthode curatrice qui s'applique d'une manière plus favorable peut-être dans un climat que dans un autre ; une méthode plus ou moins efficace suivant que tel ou tel médecin l'applique avec plus ou moins de science et d'expérience. Et l'on peut dire qu'en fait de sanatorium, tant vaut le médecin-directeur, tant vaut la maison.

Et il est si vrai qu'il n'y a pas de climats spécifiques, que, suivant les tempéraments, suivant les formes de la phtisie, tel malade se guérira dans la plaine ou à peu près, qui

n'eût fait que péricliter dans les stations
d'altitude, et réciproquement.

Ce qu'on cherche dans les stations élevées,
c'est la pureté de l'air, c'est une certaine raré-
faction de l'atmosphère, c'est l'excitation de
tout l'organisme par l'air plus vif, c'est aussi
l'intensité du rayonnement solaire, toutes conditions qui réveillent les fonctions organiques,
qui activent les combustions intérieures.

Mais si l'on pensait qu'il suffit d'habiter les
altitudes purement et simplement, et d'y mener
sa vie ordinaire pour se guérir, on s'expose-
rait à de fâcheux mécomptes. L'expérience
journalière de beaucoup de malades laissés en
liberté dans les stations de montagne est là
pour le démontrer. Il faut s'y soumettre, là
comme ailleurs, à l'hygiène individuelle que
nous avons indiquée. Que ce soit la montagne, la plaine, ou le littoral de la Méditerranée, il faut se soigner partout. Que de gens
s'imaginent qu'en allant l'hiver à Cannes ou à
Menton, et l'été en Suisse, en villégiature plus
ou moins dorée, ils se guériront ! Que de
malheureux ces principes ont conduits à la
mort !

Les résultats superbes obtenus dans les
sanatoria d'altitude moyenne, et le succès de
ces sanatoria, tiennent simplement à ceci,
qu'ils répondent aux indications de la majorité

des cas qui se présentent dans la pratique des maladies de poitrine. De plus, leur situation dans des climats intermédiaires, ni trop chauds en été, ni trop froids en hiver, leur permet de demeurer ouverts toute l'année. C'est la condition essentielle d'un vrai sanatorium, si l'on y joint une bonne direction médicale.

Tout cela se passe à l'étranger, comme nous l'avons dit. Là le traitement de la tuberculose dans les sanatoria est chose connue, admise, courante, et il y a des années que cela est en vigueur, et l'on voit surgir de ces établissements un peu partout.

Si maintenant, nous faisons un retour sur notre pays de France, que voyons-nous en comparaison de ce qui précède? Rien, ou presque rien.

Nous possédons notre littoral de la Méditerranée, de réputation universelle pour les malades de la poitrine qui veulent de la chaleur et du soleil pendant l'hiver. Mais à part quelques médecins possédant assez d'autorité pour imposer çà et là la cure hygiénique à quelques malades, le traitement qu'on y suit est en général bien élémentaire, ou alors on s'y soigne médicalement comme on se soignerait chez soi. Car la plupart des tuberculeux vont à Cannes ou à Menton pour y trouver un séjour agréable et une douce vil-

légiature. Il faut dire à la louange des médecins de toutes nos stations d'hiver qu'ils font
en général tout ce qu'ils peuvent pour faire
soigner méthodiquement les phtisiques. Mais
ils réussissent rarement d'une façon parfaite,
car les trois quarts des malades, comme ils
disent si bien, ne viennent pas pour cela dans
ces stations.

En fait de sanatorium, la seule station qui
mérite ce nom, en tant qu'elle puisse être
comparée aux sanatoria de l'étranger, est celle
dite du Canigou, à Vernet-les-Bains. C'est en
1890 que nous avons inauguré cette station
climatérique, et nous y obtenons d'excellents
résultats, comme partout où l'on applique méthodiquement la cure rationnelle, dans un
climat favorable. Mais la situation de Vernet-
les-Bains dans la région la plus méridionale
de la France est un obstacle au maintien de
la cure de sanatorium pendant toute l'année.
Ce n'est encore qu'une station d'hiver. Enfin
à cause de son organisation très incomplète,
la station du Canigou n'est pas à comparer
aux vrais sanatoria des pays voisins.

Les établissements du Dr Chaumier, dits
sanatoria de Touraine, ne répondent que très
imparfaitement aussi à ces modèles.

En somme, dans notre pays, il n'existe pas
un seul vrai sanatorium. Et il résulte de cette

situation que les malades auxquels on impose la cure toute l'année, ou mieux en toute saison, sont dans la triste nécessité de s'exiler en pays étranger, dont la plupart du temps ils ne connaissent ni la langue ni les coutumes.

Comment se fait-il qu'en France il n'y ait pas encore un seul établissement comme il y en a tant autour de nous?

Nous avons dit que les plus grands succès appartenaient aux sanatoria d'altitude moyenne, en climats tempérés ou un peu froids. Est-ce que la France n'est pas dans la catégorie des pays tempérés ? Est-ce que nous n'avons pas chez nous toutes les altitudes désirables ? Est-ce que nos monts d'Auvergne, nos Cévennes, nos Vosges, nos Alpes, ne valent pas les montagnes de Suisse, du Tyrol et de la Bohême? Nous ne parlons pas des Pyrénées ni de la Corse qui ne sauraient guère convenir que pour des stations d'hiver. Est-ce que l'Auvergne en particulier, au centre de la France, ne présente pas une région de choix pour installer des cures de tuberculeux?

Il y a quelques années on eût répondu (encore une de ces bonnes histoires retour de l'étranger) que personne en France n'était fait à l'idée d'aller se soigner à la montagne, et que d'ailleurs le Français n'était pas apte à se soumettre à la discipline un peu sévère du sanatorium. Mais une observation de cinq années nous permet d'affirmer, d'une part que le nombre des malades qui vont à la cure d'altitude s'accroît sans cesse, d'autre part qu'on a absolument calomnié l'esprit de nos compatriotes, et qu'enfin malades et médecins réclament à grands cris la fondation d'un vrai sanatorium chez nous. Il faudra cependant bien un jour nous délivrer de ce cauchemar, de cette humiliation d'envoyer nos tuberculeux à l'étranger, faute d'avoir en France les installations suffisantes pour les recevoir.

Il n'y a pas à mettre en avant non plus le côté financier de la question. Car le succès des sanatoria, leur éclosion continue partout autour de nous, prouvent que ces établissements ne constituent pas de mauvaises affaires, au point de vue affaires. Et en France l'argent sort si facilement des bourses pour une foule d'entreprises plus ou moins aléatoires!

A cette question : pourquoi n'y a-t-il pas de sanatoria chez nous? il vaut mieux ne pas chercher de réponse qui serait toute à notre humiliation. Il vaut mieux souhaiter de toutes nos forces que bientôt surgisse le premier sanatorium modèle rapidement suivi de plusieurs autres. Au point de vue humanitaire, philantropique, scientifique, ce jour-là nous pourrons clamer qu'il aura bien mérité du pays, celui qui aura mené à bien cette œuvre belle et patriotique.

Avant de clore ce chapitre un peu pénible pour notre amour-propre à tous, il faut répondre à une dernière objection soulevée tout naturellement par les personnes qui escomptent déjà la découverte d'un sérum quelconque antituberculeux. Nous en reparlerons d'ailleurs dans un autre passage de ce livre au point de vue de l'hygiène sociale des phtisiques.

Si l'on découvre demain, dit-on, le sérum qui doit guérir la phtisie en tuant net les bacilles de Koch, à quoi bon construire des établissements fort coûteux qui deviendront dès cette découverte parfaitement inutiles?

Il faut connaître bien peu la phtisie pour s'arrêter à de pareilles utopies? D'abord il n'est nullement prouvé qu'on trouvera ce fameux vaccin, ni demain, ni dans un an, ni jamais. Ce qui n'empêche pas de souhaiter et de poursuivre avec acharnement sa découverte.

Mais parût-il demain, s'imagine-t-on qu'il va de suite guérir les tuberculeux comme par un coup de baguette magique? Hélas! il faut en rabattre pas mal de ces prétentions.

Le sérum guérira vraisemblablement les

bacilloses aiguës, où toute la maladie est une infection générale comme dans la fièvre typhoïde. Ce sont par conséquent les plus incurables d'aujourd'hui qui seront les plus curables d'alors.

Mais la phtisie chronique, bien que se liant à la bacillose aiguë par une foule de formes intermédiaires, n'est pas maladie aussi simple. Il y a d'abord un organisme affaibli, sur lequel a mordu le bacille de Koch; il y a en-suite les lésions pulmonaires que ce bacille a produites à la longue avec le concours d'une foule d'autres microbes. Dans ces conditions, croit-on naïvement qu'un malade sera guéri parce qu'on aura tué ses bacilles? Il lui res-tera encore à tuer tous les complices de ces derniers; il lui restera surtout ses lésions à réparer, à cicatriser; il lui restera son orga-nisme à régénérer. Et tous ces travaux d'Her-cule ne s'accompliront pas tout seuls. Il faudra du temps, du repos, de l'hygiène sé-vère, une nourriture réparatrice, et des soins médicaux.

Où le malade trouvera-t-il tout cela dans les conditions requises, sinon dans les sanatoria? Et n'est-ce pas dans ces établissements que sera le mieux appliquée la sérumthérapie, au milieu des circonstances favorables à une cure générale de la maladie?

Aussi nous ne craignons pas d'affirmer qu'il y a de beaux jours encore pour les sanatoria. Et si l'on veut se décider à en installer, on n'est pas de longtemps à la veille de pouvoir s'en passer.

CHAPITRE IX

SUR LES STATISTIQUES DE GUÉRISON.

De divers côtés on publie des statistiques de guérison, d'amélioration et de mort en rapport avec des méthodes de traitement variées. D'une façon générale on admet que, par la cure d'air bien entendue, on guérit 20 ou 25 p. 100 des tuberculeux. C'est bien peu si l'on regarde l'immensité du fléau; c'est déjà beaucoup si l'on se reporte à l'ancienne notion de son incurabilité.

Mais, au fond, toutes ces statistiques n'ont qu'une bien médiocre valeur, parce que la tuberculose chronique n'est pas, à l'heure actuelle, une maladie justiciable des statistiques de guérison. Il ne s'agit pas là d'une affection à évolution rapide pour laquelle on réclame les soins médicaux dès le début et dans laquelle tous les cas, bénins, graves, très graves même, sont comparables en face d'une méthode thérapeutique, par exemple la fièvre typhoïde, la diphtérie, la variole, la pneumonie, etc. Ici l'on peut dire que, sur 100 pneumoniques, telle méthode de traitement a donné au docteur X... tant de guérisons et que telle autre en a donné tant au docteur Z...; que dans tel service d'hôpital il meurt 6 typhiques sur 100, pendant que dans tel autre il en meurt 18. Il n'y a rien de semblable à cela dans la phtisie chronique, parce que, dans les conditions où se présentent les malades au médecin, ce n'est pas précisément la tuberculose qu'il a à soigner, la tuberculose maladie, mais ce sont des individus déjà plus ou moins détériorés par la tuberculose.

Que vous soyez en clientèle particulière, que vous soyez directeur d'un sanatorium, car la clientèle d'hôpital n'a rien à voir dans la question d'une façon générale, vous avez à traiter tous les phtisiques possibles, depuis celui qui débute dans sa maladie, jusqu'à celui qui n'est plus qu'un moribond à échéance plus ou moins rapprochée. Entre ces deux extrêmes il y a la masse des tuberculeux qui sont sur la limite séparant les franchement curables des franchement incurables. Le médecin, si expérimenté soit-il, n'est pas toujours capable de dire si tel ou tel de ces malades penchera vers la droite ou vers la gauche. Il y a des surprises des deux côtés, agréables quand on voit prospérer un patient qui paraissait devoir péricliter, et désagréables quand le contraire arrive. En général il y a cependant des signes qui, par leur réunion, constituent une masse de probabilités sérieuses, et qui permettent au médecin de formuler à première vue le pronostic de tel ou tel cas.

D'où il résulte que les tuberculeux se classent en deux groupes, ceux qui doivent guérir et ceux qui ne doivent pas guérir, étant données les probabilités sur lesquelles on peut fonder son diagnostic, étant admis aussi un certain aléa concernant quelques cas trop douteux.

Partant de là, il paraît naturel de prendre pour base d'opérations statistiques les seuls malades qui ont des chances de guérir, au moins en ce qui concerne une méthode de traitement qui n'a aucune prétention à la spécificité, ce qui est le cas de la cure rationnelle. Car il ne faut pas perdre de vue que cette méthode thérapeutique soigne un malade et non pas une maladie, et qu'en présence d'un individu absolument désorganisé, ou porteur de lésions trop vastes, elle se déclare modestement impuissante. Sa tâche est déjà assez belle avec les malades qui ont des chances de guérir.

Ce n'est pas tout. Pour qu'une méthode de

traitement soit rendue responsable des succès et des insuccès pour une catégorie de malades, il est indispensable que ces malades restent soumis à cette méthode jusqu'à leur mort ou leur guérison. Or la phtisie est l'affection qui prête le moins jusqu'à présent à la fidélité aux méthodes thérapeutiques. Dans la clientèle, les malades voient tous les médecins, sans compter ceux qui ne le sont pas; dans les sanatoria même, que de tuberculeux trouvent que cela ne va pas assez vite, ou bien, trouvant ceci et cela, s'en vont chercher ailleurs une guérison plus rapide!

En fin de compte, le nombre est toujours assez restreint des malades qui se soumettent sans interruption à un traitement uniforme.

Et en bonne logique, nous le répétons, c'est à ce nombre relativement restreint de tuberculeux que peut s'appliquer une statistique dont on rendra responsable la cure rationnelle de la phtisie.

Dans certaines statistiques on voit répartir les malades d'après la classique division de la phtisie en trois périodes, sans compter la période qu'on a appelée depuis prémonitoire ou de germination. Au point de vue anatomo-pathologique, cette ancienne nomenclature des degrés de la phtisie a sa valeur pour la description des lésions. On comprend parfaitement l'évolution de l'infiltration tuberculeuse, du ramollissement des tubercules et de l'excavation caverneuse, que l'on traduit respectivement en disant que la phtisie est au premier, au deuxième, au troisième degré.

Mais au point de vue clinique tout cela n'a plus qu'une valeur très relative, car ce qui importe, en général, ce qui donne au patient le degré de sa maladie, c'est non pas l'intensité de la lésion tuberculeuse en un point donné, mais bien l'étendue des lésions à quelque phase d'évolution qu'elles soient. Il y a des phtisiques au premier degré qui sont moribonds, et il y a des phtisiques au troisième degré qui sont fort peu malades, qui présentent même toutes les apparences de la belle santé.

En clinique, par conséquent, le pronostic à porter sur tel ou tel tuberculeux ne peut avoir pour base constante le degré anatomique des lésions pulmonaires. Et dire dans une statistique que l'on a guéri tant de phtisiques au premier, deuxième, troisième degré ne signifie pas grand'chose.

Voilà pour les bases de ladite statistique. Il n'y a plus qu'à s'entendre maintenant sur ce qu'on doit compter comme guérisons.

D'une façon générale, on n'admet comme guéris que les tuberculeux qui ne rechutent jamais, ceux qui survivent pendant des années et des années en bonne santé, après l'époque où ils ont été déclarés guéris par le médecin. C'est là une manière tout à fait erronée d'envisager les choses.

Assez souvent nous pouvons suivre au loin les tuberculeux que nous avons renvoyés guéris. Mais combien y en a-t-il que nous perdons de vue! combien y en a-t-il qui meurent de n'importe quoi, que nous ignorons toujours! Cela serait peu grave encore, car sur ces guérisons suivies de loin, le temps a passé et elles peuvent être regardées comme acquises.

Mais il y a surtout les malades en grand nombre qui, une fois guéris, et avant que cette guérison soit confirmée par le temps, résistent à toutes les prières du médecin, pour les retenir encore, et s'en vont reprendre le cours de leur vie prémorbide, sont de nouveau ressaisis par la maladie et meurent phtisiques.

Est-ce qu'on les comptera dans le chapitre des insuccès? Est-ce la faute de la méthode thérapeutique si tel individu, une fois guéri, s'arrange de façon à démolir sa guérison? Est-elle responsable de ces sortes de suicide? Non, sans aucun doute. Nous l'avons déjà dit. Quand on a été guéri de la tuberculose, c'est, neuf fois sur dix, par sa faute qu'on en meurt ensuite. Et cela n'empêche pas qu'à telle époque antérieure on a bel et bien été guéri.

Donc il ne faut pas inscrire dans la colonne des insuccès les phtisiques qui, après une première guérison, redeviennent phtisiques. Ils ont été placés dans la colonne des guéris par la méthode thérapeutique et ils doivent y rester.

Il y a plus, selon nous. Si un tuberculeux guéri il y a un an, deux ans ou plus encore, retombe malade parce qu'il n'a pas fait ce qu'il fallait faire pour garder sa guérison; si ce tuberculeux, traité de nouveau par la même cure, guérit encore une fois, il doit être compté comme un nouveau cas de guérison de la tuberculose. Pour le médecin ce n'est pas le même malade que la première fois.

Tout cela revient à chercher un critérium de guérison.

D'après ce que nous avons vu dans un chapitre précédent, ce critérium devrait être ce que nous avons appelé la *guérison confirmée* par l'année ou les années d'épreuve. C'est encore là malheureusement une base d'opérations qu'il est impossible d'établir. Car le médecin n'a pas toujours le bonheur de pouvoir imposer à ses patients cette année ou ces années d'épreuve.

Il n'y a plus qu'à se résigner à la guérison que nous avons appelée *apparente*.

Partant de ce fait d'observation que la *guérison apparente*, quand elle est affirmée par le médecin dans les conditions désirables, équivaut neuf fois sur dix, pour ne pas dire toujours, à la guérison confirmée, si le malade *veut* bien suivre l'hygiène du tuberculeux guéri, et que c'est presque constamment de sa faute s'il retombe, ce dont le médecin ne saurait être rendu responsable, on est parfaitement autorisé à prendre comme critérium de guérison cette guérison apparente.

Mais nous tenons à bien préciser encore une fois que l'on n'est en droit d'affirmer cette guérison apparente que dans les circonstances suivantes :

Le malade depuis un certain temps, trois mois si l'on veut, n'a plus ni expectoration ni toux pulmonaire ; il a repris tous les dehors de la belle santé ; il ne présente aucune trace de réaction à la suite d'un exercice ordinaire, à la suite de toutes les causes banales qui réveillent cette réaction organique chez le tuberculeux en activité de lésions.

En se basant sur ces deux données, d'une part la *qualité* des malades qu'on peut justement comprendre dans une statistique, d'autre part la guérison apparente prise comme critérium de guérison, on pourra légitimement publier les succès et les insuccès de la cure rationnelle dans le traitement de la tuberculose chronique, comme on le fait pour telle ou telle méthode en face de telle autre maladie.

C'est en partant de ces principes que nous n'avons pas craint d'affirmer précédemment que l'on devrait guérir 80 p. 100 des tuberculeux se montrant susceptibles de guérison, la première fois que le médecin les voit; les 20 p. 100 qui restent, comprenant d'une part les malades qui ont été classés à tort parmi les curables (*errare humanum!*) et, d'autre part, les malades dont la marche régulière vers la guérison est arrêtée par un accident quelconque.

Il nous paraît maintenant inutile de nous appesantir sur les statistiques où l'on trouve une colonne supplémentaire pour les améliorations.

Dans un compte rendu des résultats obtenus par une certaine méthode dans le traitement de la phtisie, la rubrique *amélioration* veut dire simplement que l'on n'a pas gardé les malades sous sa direction le temps nécessaire pour qu'ils meurent ou pour qu'ils guérissent. A la cure d'air, tous les tuberculeux s'améliorent. Pour les uns c'est le premier pas vers la guérison; pour les autres, c'est un simple temps d'arrêt, c'est un regain de vitalité avant l'issue fatale.

Nous ne faisons pas, en effet rentrer, dans ce groupe des améliorés les malades que nous avons appelés les invalides de la tuberculose. Car voici encore une fois ce que nous entendons par là.

L'invalide de la tuberculose est le malade qui, neuf fois sur dix, n'a plus de bacilles, mais qui conserve des lésions d'origine vulgaire grâce auxquelles il est resté un invalide par ses poumons ; et une fois sur dix c'est encore un tuberculeux, mais qui a acquis une telle amélioration de son état général et local, qu'il peut être considéré comme relativement guéri ; et de fait ce malade n'a pas beaucoup plus de raisons pour mourir des quelques bacilles qui lui restent que de n'importe quelle autre cause.

TROISIÈME PARTIE

L'HYGIÈNE SOCIALE DES TUBERCULEUX

Nous entendons par là les précautions que
le tuberculeux doit pendre pour que, malade
contagieux, il ne soit pas, ou soit le moins
possible, un foyer permanent et ambulant
d'infection bacillaire pour ses semblables.

Dans ce chapitre d'ensemble on trouvera
forcément une foule de notions déjà exposées
çà et là dans les chapitres précédents.

Comme il n'existe aucune mesure adminis-
trative prise contre les phtisiques en général,
cette obligation de préserver ses semblables
est pour le tuberculeux purement morale.

Mais puisque la société, sachant parfaitement
le danger, laisse vivre en liberté les poitrinaires, ce droit a pour corrélatif ce devoir.

Jadis on bannissait et on incarcérait les
lépreux; aujourd'hui on impose des mesures
rigoureuses pour étouffer les premiers cas
apparents, et déclarés par le médecin, des
maladies contagieuses. Et pourtant que sont
la lèpre, le choléra, à côté de la tuberculose?
Il y a vingt ans encore, quand le choléra se

montrait à Paris, tout ce qui pouvait fuir fuyait. Et tout le monde vit tranquillement côte à côte avec cette peste permanente, bien plus terrible, la tuberculose, qui enlève à un pays tous les ans son plus beau fleuron de jeunesse. Combien faut-il de guerres pour supprimer autant de vies humaines que la phtisie le fait en une seule année?

Mais il se passera longtemps encore avant que des notions de ce genre pénètrent dans le public. Il faudrait que chacun sût ce que c'est que la tuberculose.

Il y a vingt-cinq ans que la contagion de cette maladie a été démontrée sans conteste; il y a douze ans qu'on connaît sa cause immédiate, le bacille de Koch. Mais tout cela est resté dans le domaine scientifique. Les médecins le savent; les Sociétés savantes ont averti les pouvoirs publics; mais l'éducation médicale des populations est restée la même, au moins chez nous.

Dans certaines familles on sait tout cela, parce qu'on y a eu un des siens atteint de la phtisie, et qu'un médecin avisé l'a dirigé vers un sanatorium ; et la vie du sanatorium est une rude et salutaire école qui ouvre les yeux non seulement au malade, mais à tous ses proches et amis auxquels on a osé avouer sa maladie.

Mais les sanatoria sont si rares, surtout en France! Et encore ne s'adressent-ils guère qu'à la clientèle riche. De sorte que les choses que tout le monde devrait savoir restent lettre morte pour l'immense majorité des Français. Et il en résulte que l'on continue à mourir de la phtisie, insouciants et dociles, soumis à une sorte de fatalité qui n'a d'égale que celle des Orientaux; il en résulte qu'avant de mourir on donne sa maladie, dont ils mourront aussi, au plus grand nombre possible de ses parents et amis, sans compter les autres. Et cette peste continue à faire des milliers de victimes devant l'indifférence et l'inertie générales!

Les causes de cette situation épouvantable, nullement spéciales à notre pays d'ailleurs, sont faciles à trouver et remontent à loin.

La principale est la fatalité qui, de tout temps, s'est attachée à la notion de cette affection. La maladie de poitrine, la phtisie, c'était la maladie fatale, irrémédiable. Rien à faire que de laisser mourir les poitrinaires en adoucissant le mieux possible leurs derniers jours. C'était et c'est encore la maladie héréditaire qui frappait tous les enfants d'une même famille, les uns après les autres. La tuberculose est si commune qu'il était toujours facile de trouver, pour l'expliquer, quelque ascendant qui en était mort. C'était la maladie intéressante, chantée par les poètes et les romanciers. La phtisie ayant ce privilège charmant pour l'individu, mais terrible au point de vue social, de tuer très souvent sans souffrances, et, qui plus est, au milieu des plus douces illusions, c'était la maladie poétique, enviable même, rêvée par les jeunes filles et les jeunes femmes qui avaient perdu le goût de l'existence. Et les parents trouvaient cela tout naturel, et les jeunes poitrinaires s'en allaient enveloppés d'une sorte d'auréole. Après la sœur c'était le frère, puis les autres, et des familles entières y passaient pendant qu'on pleurait sur l'hérédité fatale.

Aujourd'hui l'on sait mieux à quoi s'en tenir à ce sujet. Si l'hérédité vraie de la phtisie existe, elle est si rare qu'il y a à peine à en tenir compte. Ce qu'on hérite de ses parents tuberculeux c'est une organisation débile, un terrain propre à faire éclore la phtisie si un beau jour on se trouve soumis à la contagion. Et, en réalité, ce qu'on hérite surtout, ce sont les bacilles que les tuberculeux nous donnent pendant leur vie et nous laissent après leur mort.

On s'aperçoit bien vite, en y regardant de près, que les observations d'hérédité vraie dans les familles sont la plupart du temps des faits de contagion successive.

Ici c'est un foyer où l'on voit disparaître le père ou la mère, puis deux, puis trois enfants; là l'épidémie débute par les enfants et atteint plus tard les parents. Cherchez les antécédents et vous ne trouverez rien. La cause, c'est la maison, c'est l'appartement, c'est la chambre que le premier malade a habités, où il a fait sa maladie, où il est mort, où tout est infecté de bacilles. Dans l'insouciance de leur ignorance à tous, aucune précaution n'a été prise, les produits de l'expectoration se sont desséchés sur les mouchoirs, les draps, les couvertures, les vêtements, sur tout ce qui servait au malade. Tout cela s'est résolu en poussières qui se sont fixées sur tout ce que contenait son logement, et chacun a respiré ces poussières du matin au soir et du soir au matin. Les parents qui ont assisté le malade prennent la tuberculose, les uns pendant qu'il vit encore, les autres après sa mort. Car, jusqu'à désinfection complète, cette chambre est devenue une chambre néfaste, cette maison est devenue une maison maudite, tout comme il y avait autrefois des champs maudits où prenaient le charbon les animaux qui y paissaient, parce que l'on y avait enterré une bête charbonneuse.

Là c'est un bureau d'administration dont l'un des employés est tuberculeux. Il tousse et personne ne s'en émeut; il crache partout, dans son mouchoir dont il secoue les poussières desséchées au visage de ses collègues, par terre, où les mêmes poussières sont balayées le lendemain par le garçon et distribuées sur tout ce qui meuble le bureau. Alors un puis deux autres employés se mettent à tousser, et il n'y a aucune raison pour que l'épidémie s'arrête.

Ailleurs c'est un atelier quelconque, et la même histoire se reproduit, toujours la même.

Ces foyers épidémiques, qui ne frappent pas l'imagination parce qu'il s'agit d'épidémies *chroniques*, ont une évolution favorisée par l'hygiène déplorable dont on entoure les trois quarts des tuberculeux. On a décrit il y a longtemps l'écurie plus ou moins luxueuse ou sordide, suivant la fortune, dans laquelle on calfeutre les poitrinaires. L'air bienfaisant, curateur, le sauveur, on le chasse de partout et on s'ingénie à l'empêcher de rentrer nulle part.

Dans ces conditions on se demande comment tous les individus en contact avec les malades ne sont pas contagionnés. Nous avons plus haut indiqué pourquoi il n'en est pas ainsi.

Lorsqu'on ne trouve pas l'origine d'un pre-

mier cas dans une de ces séries épidémiques,
il y a encore plus de causes qu'il n'en faut
pour l'expliquer. La tuberculose existe partout
autour de nous, dans les maisons, dans la
rue, dans les voitures publiques et les wagons
des chemins de fer, sur les routes à la campagne. Partout est passé un phtisique qui a
infecté un territoire quelconque avec ses crachats desséchés. En pleine santé nous y pas-
sons indemnes; en déchéance organique nous
sommes la proie guettée par les bacilles.

Quand on songe aux myriades de foyers
de contagion qui nous entourent, à quoi bon
chercher l'hérédité directe de la tuberculose
pour expliquer un cas donné?

Avant que l'on connût cette contagion
épouvantable, il était bien naturel qu'on atta-
chât un caractère de fatalité à la phtisie, qu'on
s'endormît dans l'insouciance près du poitrinaire qui vous était cher, puisqu'il n'y avait
rien à faire qu'à lui cacher sa maladie et à le
laisser mourir tranquillement.

Mais aujourd'hui qu'il est bien démontré
que, d'une part, les tuberculeux guérissent, et
que, d'autre part, ce sont des malades dangereux pour la société, il faut agir autrement.

Le médecin doit, dès qu'il a reconnu la tuberculose chez un malade, le déclarer au malade lui-même, s'il est curable, car c'est le

moyen de le faire se soigner. Mais, qu'il soit curable ou non, la famille doit être avertie, parce que c'est le seul moyen d'empêcher ce patient d'être nuisible à la société.

Étant admis que, pour l'instant, les sanatoria sont rares et que la vie y est coûteuse, la question est fort simple si le malade est quelque peu fortuné.

Il faut de suite, s'il est curable ou améliorable, le diriger sur un sanatorium. C'est là qu'il trouvera l'hygiène individuelle et sociale qui lui convient.

Il faut de suite, s'il est voué à une mort fatale, lui créer chez lui cette hygiène personnelle et familiale. Il faut, pour lui-même, employer tout ce que peuvent la science et le dévouement pour adoucir ses derniers jours.

Pour la famille, il faut créer autour de lui un milieu hygiénique dans lequel les causes de contagion soient supprimées ou au moins réduites au minimum :

Chambre ensoleillée, facilement aérable, meublée du strict nécessaire, avec le moins de tentures et d'étoffes possible ; on recueillera tous les produits de l'expectoration dans un crachoir de table, facile à manier et à nettoyer, en insistant près du malade pour qu'il apprenne à cracher proprement, sans éclabousser ses vêtements et ses couvertures ; on l'empêchera à tout prix d'expectorer dans un mouchoir; matin et soir, le contenu du crachoir, toujours facile à vider si l'on a soin d'y laisser constamment une couche d'eau, sera jeté simplement aux cabinets s'il y a fosse fixe; dans le cas contraire on le détruira par un des nombreux procédés chimiques connus, ou bien on le brûlera avec soin dans un foyer incandescent.

Étant admis que dans la phtisie pulmonaire simple, les produits de l'expectoration sont le seul véhicule à peu près des bacilles, le tuberculeux alité ou gardant la chambre peut, dans ces conditions, être soigné, veillé presque en toute sécurité par les siens. Et encore sera-t-il prudent d'exclure de son voisinage les personnes de constitution chétive ou débilitées par une maladie récente.

Les questions de sentiment rendent souvent la tâche du médecin fort pénible, mais si ses conseils restent parfois sans effet, il doit au moins dégager sa responsabilité en signalant de façon ferme les conséquences désastreuses que pourrait avoir l'insouciance des parents près de leur malade.

Cette hygiène familiale du tuberculeux doit se continuer après sa mort.

La chambre qu'il a occupée, surtout avant la mise en pratique des mesures hygiéniques prescrites par le médecin, est un foyer d'infection. Tout y doit être désinfecté, nettoyé à fond, refait, gratté, lavé, encaustiqué, reverni, retapissé, etc. Tout ce qui est étoffe et tenture doit être envoyé à l'étuve à désinfection; les vêtements désinfectés peuvent très bien servir de nouveau, mais il est en général plus simple de les détruire. En tout cas, on ne saurait trop condamner cette pratique inconsciemment coupable qui consiste à en faire cadeau à des malheureux, tels que le mort les a laissés. Pour le linge, les lessives bien faites sont amplement suffisantes, car leur liquide bout à une température plus élevée que l'eau ordinaire dont l'ébullition suffit déjà à tuer les bacilles.

Et quand tout cela a été fait, il est encore indispensable de laisser pendant des semaines les appartements largement ouverts, jour et nuit si possible, d'y faire entrer du soleil à pleines baies, avant de les habiter de nouveau.

C'est ainsi qu'on mettra fin aux épidémies de logement, et qu'on ne verra plus disparaître des familles entières par la tuberculose, comme cela se voit encore trop souvent, alors qu'un médecin avisé, appelé à temps près du premier malade de la série, aurait pu le guérir d'abord bien souvent, et tout au moins l'empêcher de distribuer la mort autour de lui.

Tout ce qui précède s'applique aux familles assez fortunées. Ici le médecin peut tout, s'il a la chance d'être écouté et obéi.

Mais que dire en ce qui concerne la maison du pauvre ? Là le médecin, isolé, abandonné à ses propres forces, ne peut en général que constater son impuissance.

Neuf fois sur dix, l'ouvrier tuberculeux se tue sans le savoir, et le sachant parfois, pour continuer à gagner le pain de sa famille, jusqu'au jour où il va mourir à l'hôpital, à moins que des préjugés trop communs ne l'empêchent de demander ce suprême secours. Chez lui nulle hygiène, cela coûte trop cher. Il n'a même pas l'indispensable ! Il infecte son logement, son mobilier, ses hardes, il contagionne trop souvent sa femme et ses enfants, et, s'il meurt avant cette contagion effectuée, celle-ci se fait après sa mort. Puis sa femme qui l'a veillé au milieu des privations, s'en va, elle aussi, mourir à l'hôpital, et les enfants sont voués au pavé. Quand la série commence par la femme, c'est tout un.

Ils disparaissent, c'est bien. Mais, le logement qu'ils habitaient? Il est loué séance tenante à une autre famille pauvre. Si la misère physiologique s'y met, et les causes en sont trop multiples et permanentes, le bacille est là, qui guette ses nouvelles proies, et la série recommence !

En présence de ces désastres, que peut le médecin ? Rien, absolument rien.

Il décide le malheureux tuberculeux à aller à l'hôpital. Là, mis au repos, à une nourriture au moins saine et abondante, le pauvre diable se remonte ; on le garde un mois, deux mois, puis son lit fait besoin pour des fébriles, on lui signe son *exeat*. Il rentre à la maison, après avoir, moins aujourd'hui qu'il y a dix ans heureusement, infecté l'hôpital. Il use en quelques semaines les forces vitales qu'il y avait récupérées, et y retourne bientôt plus malade que la première fois. Il a infecté de nouveau son logement, sa femme et ses enfants. Après une série d'entrées et de sorties de ce genre il finit par y rester, à l'hôpital, n'ayant plus la force ni le courage d'aller mourir chez lui.

A qui la faute ? A ce misérable qui vient de mourir ? Au médecin qui l'a soigné chez lui ou à l'hôpital ? Non, car ils sont désarmés.

Il faut remonter plus haut. Comme nous l'avons dit, la société, avertie sans cesse par les hommes de science, n'a jamais rien fait pour enrayer la marche du fléau. Le coupable c'est elle et elle seule.

La charité privée ou semi-officielle est ici

non moins impuissante que le médecin isolé. Des mesures administratives seules peuvent mettre un frein à l'envahissement de la phtisie.

On a décrété des mesures souvent tant soit peu vexatoires contre des maladies quelquefois assez innocentes, dont un médecin bien entendu parvient généralement à enrayer l'extension par des moyens simples, bien compris, et qui font leur besogne efficace sans tambour ni trompette.

On fait des sacrifices immenses pour rendre la vie douce à des individus que la société a rejetés de son sein.

Mais on n'a encore rien trouvé pour guérir des milliers de pauvres diables, que le travail amène à la tuberculose, car ils sont milliers ceux qui, tous les ans, devraient être guéris.

Mais on n'a encore rien fait pour empêcher que ces malheureux, pendant leur maladie et après leur mort, n'en contagionnent des milliers d'autres.

On serait mal venu évidemment de demander l'ostracisme ou l'incarcération des tuberculeux, comme le moyen âge l'a fait pour les lépreux ! Mais il y a des moyens plus doux.

La phtisie étant la grande plaie de l'humanité, toutes les forces de l'économie sociale devraient converger vers ce but, son extinction.

Pour l'individu malade il faudrait des sanatoria, où l'on guérirait celui qui est curable. Nous devons avouer que le premier établissement de ce genre se bâtit en ce moment aux environs de Paris, sous le patronage de l'Assistance publique.

Pour l'individu qui doit mourir chez lui, n'étant pas curable, il faudrait, après sa mort, rendre obligatoire et gratuite, la désinfection des locaux, contenant et contenu.

Resterait au médecin appelé à donner ses soins jusqu'à la mort, à employer les moyens connus d'arrêter la contagion. Il n'est pas de malade qui n'écoutera son docteur, quand celui-ci lui dira que, pour ne pas donner sa maladie à sa femme et à ses enfants, il lui suffit de recueillir tous les produits de son expectoration. Là le médecin peut obtenir beaucoup.

Et pourquoi la société ne fournirait-elle pas gratuitement ou à prix infime ces instruments de préservation sociale, les crachoirs de table et de poche? Ce serait là de la charité bien entendue et qui remplacerait avantageusement le litre de vin de quinquina classique qui ne sert à rien (1).

La campagne du crachoir de poche, qui

____

(1) Nous avons eu récemment la satisfaction de voir des crachoirs de poche à l'étalage de certains magasins de Paris.

aura le courage de la mener au grand jour, avec toutes les forces de la publicité actuelle?

Quand il s'agit du tuberculeux hors de chez lui, au collège, à l'atelier, etc., les difficultés ne sont pas moins grandes.

Pour l'école, la seule mesure pratique nous paraît être l'exclusion de l'élève tuberculeux. Car s'il est curable et de situation aisée, sa famille doit l'envoyer ailleurs pour se guérir; s'il est curable et pauvre, c'est la société qui doit s'en charger dans le même but de le guérir. Si, enfin, il est condamné à mort, il est parfaitement inutile qu'il continue ses études, et qu'avant de mourir il soit pour quelque temps un foyer de contagion dans l'établissement.

Il faut donc le rendre à sa famille. Au surplus la surveillance médicale devrait être telle, dans les établissements d'éducation, que cette question des tuberculeux curables ou incurables ne devrait jamais se poser. La mesure énergique devrait être prise à l'apparition du premier symptôme, faisant soupçonner l'éclosion de la tuberculose chez un élève.

Pour l'atelier, c'est autre chose, car ici chacun gagne sa vie et celle des siens. L'exclusion de l'ouvrier malade se fait d'elle-même quand le malheureux est devenu incapable de travailler. Mais jusqu'à ce que la société soit en mesure de le prendre au début de sa maladie et de le guérir à ses frais, on aurait difficilement le droit d'appliquer dans ce cas l'ostracisme précoce.

Mais alors pourquoi, puisque l'ouvrier, par ignorance, ou négligence, ou pénurie, ne consulte pas le médecin, et se laisse arriver à la maladie confirmée et visible pour tous ; pourquoi tout atelier n'est-il pas soumis à une discipline de surveillance médicale ? Pourquoi dès qu'un ouvrier tousse n'est-il pas, de façon obligatoire, signalé à un médecin par le maître de l'atelier ? Pourquoi, dès que le médecin aurait posé le diagnostic de tuberculose, n'instituerait-on pas d'office les mesures hygiéniques individuelles qui permettraient à ce malade de séjourner à l'atelier sans danger pour ses camarades ? Pense-t-on qu'il soit plus ragoûtant de voir exhiber en public des furoncles en suppuration, des écrouelles, des eczémas, des maux d'yeux, etc., que de voir quelqu'un recueillir soigneusement ses crachats dans un flacon propre et élégant ? Tout est là, pour l'entourage du malade.

Et si la société n'est pas en mesure de prendre cet ouvrier quand il est curable et de le guérir malgré lui ; si le médecin livré à lui-même n'arrive pas, dans les mauvaises conditions hygiéniques qui l'entourent, à le guérir non plus ; si cet ouvrier meurt, au moins il n'aura pas distribué les germes de sa maladie à ceux de ses camarades en état de réceptivité. Et dans les ateliers, combien y en a-t-il de ces candidats à la tuberculose !

On demande le moyen de faire l'éducation du peuple sur le danger de la phtisie. Elle se ferait ainsi d'elle-même. Peu à peu les tousseurs et les cracheurs seraient moralement forcés de ne plus cracher sur les planchers et dans leur mouchoir. Il est bien évident qu'au début ces mesures donneraient lieu, comme tout ce qu'on fait chez nous, à quelques chansons, mais les chansons passeraient et l'éducation du peuple, vis-à-vis des tousseurs, ne s'accomplirait pas moins.

Les mêmes choses sont à dire, les mêmes mesures sont à prendre pour ce qui concerne les bureaux des administrations. Mais ici combien plus facile est la tâche ! L'instruction plus élevée des intéressés rend aisée l'application des mesures hygiéniques. Il est bien clair que si chaque employé malade était averti et convaincu du danger que sa présence au bureau fait courir à ses collègues, il se soumettrait de lui-même à l'application de ces mesures. Sans compter que, soit au moyen de leurs ressources personnelles, soit avec le secours de leurs administrations, fort libérales et généreuses à l'ordinaire, bon nombre d'employés de bureau trouveraient le moyen d'aller se soigner sérieusement ailleurs.

Partout où il y a agglomération d'individus il devrait y avoir une surveillance médicale constante pour dépister la tuberculose pulmonaire dans chacun de ses foyers d'apparition.

Que l'on prenne connaissance des derniers rapports de la mortalité actuelle par tuberculose dans les armées de certains pays, comparée à ce qu'elle était il y a quelques années, et l'on verra ce que peuvent les mesures hygiéniques rigoureusement appliquées.

Pour ne pas être accusé de demander l'impossible, nous ne parlerons pas de la contagion sur la voie publique. La rue est à tout le monde, dira-t-on. C'est très vrai, et encore faut-il ne pas oublier ce précepte que le droit de Pierre s'arrête où commence celui de Paul. N'empêche que si l'éducation médicale du peuple existait un peu en ce qui concerne la phtisie, et si chaque tousseur qui expectore sur le trottoir s'entendait jeter à l'oreille par le premier venu une bien sonnante épithète, il y regarderait souvent à deux fois avant d'étaler ses bacilles au soleil sous les pieds des passants.

Et d'ailleurs n'est-il pas prescrit, par ordonnance spéciale, de ne point cracher sur le plancher des voitures publiques? Il est bien plus propre en apparence de cracher dans son mouchoir. Mais le malheur est que ce dernier, desséché, sera secoué impitoyablement à la figure de tous les voyageurs.

Il ne faut pas se faire d'illusions sur les divers desiderata que comporte l'hygiène privée et sociale des tuberculeux.

Ce n'est pas d'un seul coup qu'on jugule un pareil fléau. Mais de ce que la tâche est immense, irréalisable à première vue, faut-il donc rester inactifs? Parce que l'on ne peut faire tout en une fois, faut-il ne rien essayer?

Il y a un commencement à tous les progrès. Il faudrait d'abord ne pas craindre de faire connaître à tout le monde ce que c'est que la tuberculose et son péril pour la société. La presse quotidienne, capable de tant de bonnes choses, ferait beaucoup dans ce sens pour l'éducation du peuple. Une fois engagée dans la bonne voie par des gens convaincus, n'est-elle pas aussi capable de faire cette œuvre grandiose et si simple, qui consisterait à mettre tout le monde en garde contre la contagion tuberculeuse? Que de choses, en apparence monstrueuses et vexatoires, on ferait accepter au public en le préparant un peu tous les jours!

On lui apprendrait ainsi que non seulement on devrait presque toujours se guérir de la tuberculose ordinaire, mais que la contagion aussi est facile à restreindre. A mesure que les guérisons se feraient plus nombreuses, à mesure que chaque malade deviendrait moins dangereux pour ses semblables, le nombre des cas de phtisie se restreindrait naturellement. C'est une évolution lente, mais ce serait une atténuation sûre du fléau.

On nous objectera certainement que peut-être nous sommes à la veille de voir découvrir le sérum antituberculeux. Soit. Nous souhaitons de tout cœur que ce beau jour arrive bientôt. Mais est-ce une raison pour s'endormir en attendant ce Messie?

Au surplus, s'imagine-t-on que la sérumthérapie du bacille de Koch, si elle est trouvée demain, va annihiler d'emblée la tuberculose? Est-ce que le vaccin jennerien n'existe pas depuis un siècle? Et pourtant on légifère partout encore contre la variole! Est-ce que les épidémies de petite vérole n'existent plus?

Il faut aussi raisonner un peu sur ce qu'on peut supposer devoir être ce sérum antibacillaire tant souhaité. En principe il empêchera les bacilles de se développer. Par conséquent on peut imaginer qu'il sera surtout utile dans les tuberculoses aiguës, celles où l'activité du parasite est tout. Ce serait déjà très beau, car jusqu'à présent ces formes-là déjouent à peu près toute la science médicale.

Mais croit-on qu'un tuberculeux chronique, à lésions plus ou moins profondes, sera guéri du coup parce qu'on tuera ses bacilles au moyen d'un sérum? C'est invraisemblable, parce que, débarrassé une fois du parasite de Koch, il lui restera encore ses lésions pulmonaires et des légions d'autres parasites, complices de celui-là.

Évidemment ce sera un grand point d'obtenu, mais ce ne sera pas tout. Et puis, enfin, jusqu'à ce qu'on ait détruit leurs bacilles, les phtisiques n'en continueront pas moins à cracher partout et à empoisonner leurs concitoyens, si l'on ne fait rien pour les amener à ne pas le faire.

Si donc il existait en vigueur des mesures hygiéniques contre la tuberculose et les tuberculeux, il y aurait encore de beaux jours pour elles, même en admettant que le vaccin préservateur et curateur soit trouvé demain. Malheureusement ces mesures n'existent pas.

Nous ne saurions terminer ce chapitre d'hygiène sociale sans dire un mot de la question des tuberculeux devant le mariage.

Nous avons déjà dit les conditions dans lesquelles le tuberculeux guéri pouvait se marier, et nous avons posé ce principe que le tuberculeux non guéri n'avait pas le droit de se marier.

Le droit moral s'entend, et il vaudrait mieux dire qu'il a le devoir de ne pas songer au mariage. Mais que de fois, comme pour les syphilitiques, le médecin, lié par le secret médical, voit avec terreur son client se marier, malgré ses conseils !

Donc le tuberculeux ne doit pas contracter mariage et voici une fois de plus pourquoi :

1° En restant célibataire, il a beaucoup plus de facilités pour se soigner et surtout plus de chances pour se guérir. Cela est pour lui-même. Voici pour les autres :

2° En se mariant il s'expose à donner sa maladie à sa femme.

3° En se mariant il s'expose à avoir des enfants qui seront la proie de la phtisie.

Il faut aussi qu'il sache que s'il contagionnait sa femme et que celle-ci devînt grosse, ce serait presque à coup sûr la mort qu'il lui aurait donnée, comme nous l'expliquerons à l'instant.

En effet, pour la jeune fille tuberculeuse il existe des raisons en plus de l'abstention du mariage. Elle peut évidemment contagionner son mari, mais c'est là le moindre inconvénient de la situation. Si, en puissance de tuberculose, elle devient grosse, elle mourra presque sûrement. C'est un fait bien démontré, c'est une loi presque sans exception, que pendant la grossesse la phtisie se cache souvent sous des apparences fort bénignes, mais, aussitôt la délivrance, prend une terrible revanche. Rien n'est plus commun que de voir alors les tuberculoses les plus anodines jusque-là se transformer en phtisies aiguës généralisées. Et si l'accouchement faisait grâce de cette complication terrible, l'allaitement arrive en seconde main pour la faire éclater.

De là cette formule émise par un de nos maîtres. Dans le monde des tuberculeux il faut: 1° aux filles pas de mariage; 2° aux femmes pas d'enfant; 3° aux mères pas d'allaitement.

Un mot encore d'hygiène conjugale pour les ménages où l'un des époux devient tuberculeux.

Le phtisique marié doit coucher seul, seul dans son lit, et seul dans sa chambre.

Non pas que son contact, son haleine, ses sueurs soient autrement dangereux, comme on le croit dans le monde.

Ce qui est dangereux pour l'autre époux, c'est la poussière des crachats que la moindre éclaboussure a pu projeter sur les draps et les couvertures du lit.

Mais surtout le malade doit coucher seul dans sa chambre, parce que ladite chambre n'est jamais trop grande pour lui, qu'il est inutile qu'une autre personne use la moitié de l'air pur qu'elle contient, et que c'est assez de lui seul pour empoisonner cet air avec les produits de son exhalation pulmonaire.

Nous devons dire toutefois que si la chambre est vaste, si la fenêtre est bien ouverte toute la nuit, dans les conditions indiquées de la cure d'air nocturne, nous considérons qu'il doit y avoir bien peu d'inconvénients à laisser coucher deux époux en lits séparés dans la même chambre. C'est une expérience que nous avons été à même de faire assez souvent dans les conditions d'hygiène bien réglementées où nous exerçons.

Mais ce à quoi le médecin doit s'opposer formellement, c'est à laisser coucher des enfants dans la chambre des malades.

Et puisque nous sommes dans l'hygiène matrimoniale des phtisiques, donnons un dernier conseil aux parents en puissance de bacilles. Qu'ils mettent, si pénible que leur soit cette contrainte, un frein aux manifestations extérieures de leur tendresse pour leurs enfants. Qu'ils les embrassent le moins possible.

TABLE DES MATIÈRES.

TROISIÈME PARTIE

L'HYGIÉNE SOCIALE DES TUBERCULEUX

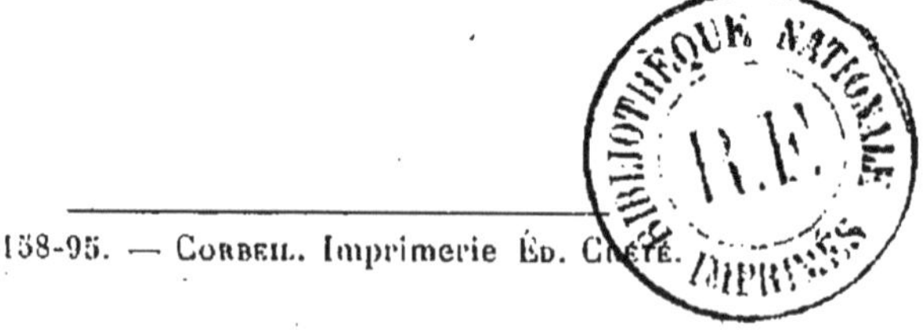

www.ingramcontent.com/pod-product-compliance
Ingram Content Group UK Ltd.
Pitfield, Milton Keynes, MK11 3LW, UK
UKHW021018140726
13695UKWH00001B/329